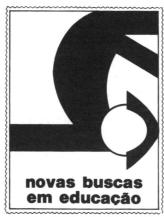

VOL. 15

CB024946

Dados Internacionais de Catalogação na Publicação (CIP)
(Câmara Brasileira do Livro, SP, Brasil)

Fux, María
F996d   Dança, experiência de vida / María Fux ; [tradução Norberto Abreu e Silva Neto – São Paulo: Summus, 1983.
Novas Buscas em educação, v. 15)
Direção da coleção Fanny Abramovich

Título original: Danza, experiencia de vida.
Bibliografia
ISBN 978-85-323-0170-3

1. Dança 2. Dança terapêutica 3. Expressão corporal 4. Fux, María 5. Movimento (representação teatral) I. Título.

	17. e 18.	CDD-793.32
	17.	-419
	18.	-001-56
	17. e 18.	-615.8515
83-1534	17. e 18.	-793.32092

Índices para catálogo sistemático

1. Corpo : Movimentos : Dança : Artes da representação 793.32 (17. e 18.)
2. Dança : Artes da representação 793.32 (17. e 18.)
3. Dançarinas : Biografia e obra 793.32092 (17. e 18.)
4. Dançaterapia 615.8515 (17. e 18.)
5. Expressão corporal : Comunicação não verbal 419 (17.) 001.56 (18.)
6. Movimentos do corpo : Dança : Artes da representação 793.32 (17. e 18.)
7. Terapia pela dança 615.8515 (17. e 18.)

EDITORA AFILIADA

Compre em lugar de fotocopiar.
Cada real que você dá por um livro recompensa seus autores
e os convida a produzir mais sobre o tema;
incentiva seus editores a encomendar, traduzir e publicar
outras obras sobre o assunto;
e paga aos livreiros por estocar e levar até você livros
para a sua informação e o se entretenimento.
Cada real que você dá pela fotocópia não autorizada de um livro
financia um crime
e ajuda a matar a produção intelectual de seu país.

DANÇA, EXPERIÊNCIA DE VIDA

María Fux

summus editorial

Do original em língua inglesa
DANZA, EXPERIENCIA DE VIDA
Copyright © 1979 by María Fux
Direitos desta tradução adquiridos por Summus Editorial

Tradução: **Norberto de Abreu e Silva Neto**
Capa: **Edith Derdyk**
Fotos: **Mario Sanchez**

Summus Editorial
Departamento editorial
Rua Itapirucu, 613 – 7º andar
05006-000 – São Paulo – SP
Fone: (11) 3872-3322
Fax: (11) 3872-7476
http://www.summus.com.br
e-mail: summus@summus.com.br

Atendimento ao consumidor
Summus Editorial
Fone: (11) 3865-9890

Vendas por atacado
Fone: (11) 3873-8638
Fax: (11) 3873-7085
email: vendas@summus.com.br

Impresso no Brasil

Novas Buscas em Educação

Esta coleção está preocupada fundamentalmente com um aluno vivo, inquieto e participante; com um professor que não tema suas próprias dúvidas; e com uma escola aberta, viva, posta no mundo e ciente de que estamos chegando ao século XXI.

Neste sentido, é preciso repensar o processo educacional. É preciso preparar a pessoa para a vida e não para o mero acúmulo de informações.

A postura acadêmica do professor não está garantindo maior mobilidade à agilidade do aluno (tenha ele a idade que tiver). Assim, é preciso trabalhar o aluno como uma pessoa inteira, com sua afetividade, suas percepções, sua expressão, seus sentidos, sua crítica, sua criatividade...

Algo deve ser feito para que o aluno possa ampliar seus referenciais do mundo e trabalhar, simultaneamente, com todas as linguagens (escrita, sonora, dramática, cinematográfica, corporal, etc.).

A derrubada dos muros da escola poderá integrar a educação ao espaço vivificante do mundo e ajudará o aluno a construir sua própria visão do universo.

É fundamental que se questione mais sobre educação. Para isto, deve-se estar mais aberto, mais inquieto, mais vivo, mais poroso, mais ligado, refletindo sobre o nosso cotidiano pedagógico e se perguntando sobre o seu futuro.

É necessário nos instrumentarmos com os processos vividos pelos outros educadores como contraponto aos nossos, tomarmos contato com experiências mais antigas mas que permanecem inquietantes, pesquisarmos o que vem se propondo em termos de educação (dentro e fora da escola) no Brasil e no mundo.

A coleção *Novas Buscas em Educação* pretende ajudar a repensar velhos problemas ou novas dúvidas, que coloquem, num outro prisma, preocupações irresolvidas de todos aqueles envolvidos em educação: pais, educadores, estudantes, comunicadores, psicólogos, fonoaudiólogos, assistentes sociais e, sobretudo, professores... Pretende servir a todos aqueles que saibam que o único compromisso do educador é com a dinâmica e que uma postura estática é a garantia do não-crescimento daquele a quem se propõe educar.

Índice

Apresentação da Edição Brasileira 9
Sobre a Autora 11
Prólogo 15
A Dança Visionária de María Fux 17

I. MINHA EXPERIÊNCIA DE VIDA COM A DANÇA

1. Meu Encontro com a Dança 23
2. Regresso e Experiências 29

II. O ENSINO DA DANÇA E A EXPERIÊNCIA DO CORPO

3. Descoberta da Técnica 39
4. Frente à Criança: O Desenho do Corpo no Espaço 43
5. Motivação: As "Palavras-Mãe" 47
6. O Ritmo Interno e o Corpo 49
7. A Música e a Experiência da Mobilização Pessoal. A Música Vivida em Totalidade Pelo Corpo 51
8. Motivação das Aulas 57
9. A Meta: A Descoberta da Totalidade 61

III. AS AULAS ATRAVÉS DAS IDADES

10. A Dança na Criança de 3 a 5 Anos 69
    Motivação expressiva do movimento na idade pré-escolar (69); Estímulos audíveis (77).
11. A Dança no Adolescente 83
12. A Dança na Universidade 87
13. A Dança no Adulto 93

IV. DANÇATERAPIA

14. Experiências de Dançaterapia 97
15. Dançaterapia com Surdos 101
    O silêncio pode ser dançado (101); O encontro com as vibrações (106).
16. Dançaterapia com Outras Perturbações de Personalidade 115
17. A Psicodinâmica Grupal na Dançaterapia 121

V. DANÇA E EXPERIÊNCIA DE VIDA

18. Como Nasce um Espetáculo 131
19. Despedida para Começar 137

Volumes Publicados 141

Apresentação da Edição Brasileira

Dança, Experiência de Vida chegou um dia às minhas mãos quase por acaso e, como já conhecia de há muito tempo María Fux, foi um verdadeiro reencontro.

A leitura do livro aconteceu acompanhada da emoção de reviver a experiência inesquecível dos seus movimentos e, junto a estas imagens, a sua voz e suas palavras, dançando e contando histórias. A sua própria história, como um verdadeiro processo de transformação junto a crianças e jovens.

Lembrei também de uma apresentação realizada já há muito tempo no Rio de Janeiro: ela montava a luz do espetáculo explicando para a equipe (da qual fazíamos parte) o significado das danças, o clima, dimensionando os claros e escuros, os contrastes, os movimentos e os desenhos de seu corpo em cena.

De tanto em tanto solicitava mais e mais refletores, em seu português improvisado. Ela repetia (confundindo *luar* com *lugar*): "Mais outro neste luar... mais outro neste luar... mais outro neste luar!..." De repente o palco estava cheio de azuis e tons velados e prateados.

María perguntou então: "Por que tantos azuis no palco?"

O eletricista respondeu: "Porque a senhora pediu... neste luar... neste luar e eu fui botando luz para luar."

Ele já tinha se integrado à linguagem da comunicação dela, que chegava tão carregada de elementos poéticos e de natureza cósmica. Creio que ele imaginava que daqui a pouco ela pediria sóis, constelações, fogos e trevas misteriosas para sua dança.

Isto não é estranho para quem alguma vez esteve perto dos seus momentos de dança ou compartindo de seus rituais de transformação do espaço, trazendo a natureza e resgatando a ternura dos cotidianos, os movimentos do ser em si mesmo, que iam além dos limites das experiências e tendências formais da dança contemporânea.

Nesses momentos María tomava a forma de um ser mítico e milenar que nos enriquecia com os aspectos mais sensíveis dos alfabetos conhecidos, mas que sobretudo resgatava as linguagens esquecidas dentro do inconsciente — todo o preverbial dos primeiros passos do homem, as idades fundamentais para o desenvolvimento da expressão humana.

Aquelas danças que não foram apagadas da nossa alma e que, estimuladas, é possível fazer aflorar à nossa pele.

Mas María é mítica também, porque é daqueles heróis dos nossos tempos, que fogem a predeterminações formais, a *ismos* e doutorados que procuram isolar com sínteses fechadas os conhecimentos e as relações de escolas e experiências.

María lida com a essência e a totalidade porque é daquelas pessoas que aprenderam com a vida e a realidade toda em volta.

Preocupada com os processos de transformação da própria vida, ela escolheu um papel pedagógico e visionário que poucos artistas assumem e sobre o qual faz falta refletir um pouco.

Nessa reflexão cabe descobrir no livro as chaves ocultas dos criadores, as expressões que extrapolam as naturais capacidades, as técnicas formais e até os talentos.

Recolher os caminhos de uma luta criadora, de uma ética artística e humana, de uma postura filosófica que das inquietantes experimentações do nosso século, das derrotas e sucessos do nosso tempo, descobre e afirma as possibilidades que o próprio conflito individual tem através da dança, para se integrar numa linguagem milenar e coletiva.

O verdadeiro papel pedagógico, onde o mestre sabe fluir com a sua própria expressão, num verdadeiro diálogo em que o aluno também estará recontando a sua própria vida. Diálogo de amor que transforma cada momento em um ato inesperado de verdade e coragem.

Ilo Krugli
agosto/83

Sobre a Autora

Colocar-me agora abrindo um espaço para falar sobre o trabalho da misteriosa María Fux é retomar a profunda emoção vivida como sua aluna há dez anos aqui em Recife, quando realizou um de seus cursos.

Neste momento estava eu criando um trabalho educacional integrado tendo como ponto central o *corpo*. Esta linguagem até então pouco conhecida encontrava barreiras quase intransponíveis, quando María surgiu falando dela com uma força e uma verdade que se expressavam em cada movimento de sua forma de dançar tão única.

A partir deste contato com María fortifiquei minha vontade de continuar buscando. através dos caminhos abertos em minha pele e em todas as partes do meu corpo a verdade do meu mundo dentro; para poder assim facilitar esta mesma abertura em cada criança que viesse crescer em minha Escola.

As experiências de que María fala nesta obra tive a alegria de — através delas — descobrir direções mais criativas em cada proposta de aprendizagem com a criança, ratificando assim o princípio de Unidade do Homem, que começa a ser descoberto no seu corpo, cresce e se amplia nele, transformando-o e levando-o assim a Ser mais Criativo.

O tempo foi passando e María sempre viva em todas as experiências que em cada dia mais se ampliavam através do corpo, do movimento, da música, em nosso laboratório de aprendizagem.

Novos cursos no Brasil, na Argentina, na Europa e eu bebendo tudo de sua experiência.

Hoje, tudo o que somos, somos porque sentimos, porque nos movemos.

Os educadores brasileiros desejosos em criar novos rumos para uma educação centrada no desenvolvimento da sensibilidade, encontrarão na vida de nossa amiga María Fux, aqui descrita, uma *luz* a impulsioná-los e fortificá-los nesta grande busca.

Busca caracterizada pela fé no homem inteiro, independente do rótulo de normal ou excepcional, ouvinte ou surdo, falante ou mudo.

Simplesmente, homem vivo!

Enila de Resende

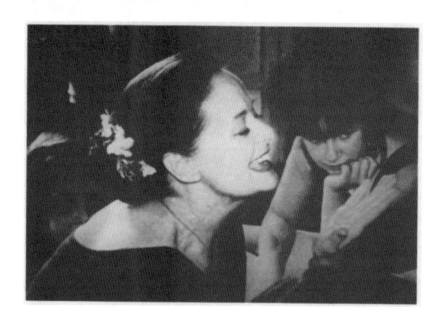

A minha mãe e a meu filho Sérgio, com quem tenho aprendido tanto.
A Selva Echagüe, que me ajudou a dar vida própria a este livro.
A Ekatherina de Galantha, de quem recebi as formas clássicas.
A meus amigos que tiveram fé em mim e ao público que me ensina constantemente.

Agradeço.

Prólogo

Há muitos anos tenho a idéia obsessiva de deixar algo além da minha dança: quando termina ela se desfaz no ar. Essa idéia cresceu em mim, ano após ano, decantando o desejo de realizar isto que é *Dança, experiência de vida e educação*. E esta necessidade nasceu do vazio que sinto quando termino os recitais e meu corpo fica sem nada nas mãos, ou quando depois dos cursos em diversos países, ou em minha terra, despeço-me daqueles que foram algo mais que alunos, ou quando uma menina ou adolescente começa a sentir junto comigo a maravilha de conhecer seu corpo e expressar-se. Escutar esse vazio é o que me impulsionou à realização disto que é parte da minha vida.

Mas tive de pagar um preço alto: aceitar minha maturidade. Compreendi que minha dança como bailarina solista devia finalizar neste ciclo, e tendo-o aceitado apesar da dor que ainda me produz de forma permanente pude concretizar isto que para mim tem o peso da minha verdade: espero que ela possa servir às pessoas que buscam no movimento uma possibilidade de resposta. Esta é minha ponte: entrego-a para seguir meu caminho com os que estão me esperando.

M.F

A Dança Visionária de María Fux

Naqueles anos do Órion, tão distantes e contudo sempre presentes no coração, tive o privilégio de conhecer María Fux, o que no seu caso quer dizer não só a comunicação humana pela amizade mas a presença do mundo fascinante da dança que nela amanhecia com um fervor indescritível e que depois, com o passar do tempo, alcançou o mais alto sentido: ser *missão*. E neste livro a dançarina nos dá vários testemunhos de uma vida entregue totalmente aos misteriosos ritmos que só um corpo irradiante pode nos dar e, em conseqüência, provocar em nós, espectadores, transformações. Por isso, não é por acaso que María Fux dê a esse rememorar emocionado o título de *Dança e experiência de vida*. Certamente, acima dos virtuosismos de uma dança meramente decorativa, ela sentiu, desde o começo, a urgência de encontrar essa *palavra* que só pode nascer do movimento, das pausas, da música e do silêncio. Mas, para dar com essa *palavra*, com seu imperativo íntimo que pede ser encarnado em realidades visuais, quanta peripécia, quanta luta contra a indiferença, contra a solidão e a incompreensão dos aferrados aos valores clássicos, ao que parece definitivamente! María Fux foi e segue sendo heróica, por fazer ver e depois saber ensinar a linguagem inspirada de seu corpo livre, capaz de suscitar em outros corpos semelhante alegria espiritual. Por isso, repito, María não só nos dá a expressão variada e audaz de sua dança mas também, posteriormente, sentiu a *missão* de comunicá-la aos demais. Em quantos lugares de nosso país, em quantas nações apresentou, com essa obstinação que só dá a fé, sua jubilosa religião da dança! Como o fez? A princípio com os meios mais precários onde ela fazia de tudo para armar curiosos "cenários"; ali estavam a dançarina, a coreógrafa, a cenógrafa, a maquinista, a eletricista... Assim, foi promotora de espetáculos incríveis, como aquele em que dançou ante o tremebundo silêncio estático dos indígenas de Jujuy, ao final conquistados por sua dança, episódio que ela recorda com tanta graça neste livro. Ou, o encontro com a majestosa e a princípio distante Martha Graham em Nova York e o posterior reconhecimento que lhe brindou a famosa bailarina. Suas inauditas penúrias econômicas: a gemebunda pobreza. Depois o choque na Rússia — o país da dança clássica maior —, primeiro a indiferença, depois a zombaria e, finalmente, graças à sua paixão, a valorização e o aplauso pelo seu talento.

María Fux é heróica e o é porque sua obstinação não nasce de uma simples teimosia mas de uma iluminação que a visita e lhe dá uma aparência espiritual, muito diferente da aparência física. Só assim podemos explicar-nos sua grande capacidade de trabalho, sua inquietação constante, seu autêntico entusiasmo por essa arte máxima que se chama comunicação ou vida de relação em corpo e alma. Sabe do cansaço que surge da luta quando a Arte aspira transfigurar-se em vida. Mas, o monstro do pesadume nunca pôde, nem pode com ela.

Um dia sente — os que têm *missão* são sempre atraídos por questões complexas —, sente que desta vez a incita o tremendo problema dos surdos-mudos; há que se despertar neles o sentimento da dança, que aprendam insolitamente a escutar sem ouvir, claro está, os ritmos secretos através de um novo alfabeto ou linguagem que ela inventa e que com grande tato vai fazendo-se entender até obter êxitos surpreendentes. Outra vez o mundo terrível, o obscuríssimo mundo dos alienados encontra em sua dança um sentido liberador, lhes dá uma milagrosa terapêutica ou, segundo suas palavras, "uma dançaterapia". Todo, todo o livro é a história de uma vida enamorada dessa arte fantasmática que é a dança. Por que fantasmática? Porque assim como na expressão é presença total em corpo e alma, seu melancólico destino é a fugacidade e a dissolução. Só fica da dança, de suas pausas e movimentos que nascem e desaparecem, a luminosa memória em algum espectador privilegiado, aquele que se enamorou da visão que foi e a recria, uma e outra vez, no mistério da reminiscência. O artista da dança o sabe e María Fux o diz no começo de seu livro com estas palavras algo desoladoras: "Faz muitos anos que tenho a idéia obsessiva de deixar algo mais do que a minha dança que se desfaz no ar quando termina..."

Esse *algo mais* que nos quis deixar a notável dançarina é esse livro, onde o espírito de sua dança confessa seu nascimento, sua plenitude e... seu renascimento. Porque, ao contrário do que se poderia crer, este é um livro de afirmação de vida, não um relato de nostalgias. Quem multiplicou em tantos seres a incitação a dançar, como poderia despedir-se assim sem mais nem menos? Daí que seu último recital no Teatro General San Martin leve esse título aparentemente contraditório: "Despedida para começar". Digo aparentemente, porque ela se despede de seu esplêndido período de dançarina solista e vai começar, com seu estusiasmo de sempre, as experiências extraordinárias em grupos humanos que ansiosamente a esperam em diversos lugares de nosso país e em outros países. Aqui e lá. María, onde estás?... Aqui e lá.

María Fux nos diz que o corpo e seu eu devem comunicar-se. É sua idéia e eu apenas a repito, mas a diferença fundamental consiste em que ela a encarnou admiravelmente em realidades de vida em outros seres, os quais, graças a essa entrega, generosa e sensível ao semelhante, puderam descobrir-se a si mesmos, ver-se de outra maneira no espelho fiel que ela lhes apresentava, no espelho fascinante que é ela mesma. Próxima do final de seu livro María descobre a relação essencial entre poesia e dança — no fundo uma mesma expressão: poesia transcrita para um corpo —; nos fala então dessa relação com estas palavras: "Tive a idéia da resposta que um poeta e uma bailarina recebem quando estão unidos numa mesma mensagem verdadeira, que pode ser compreendida por todos".

No fundo das duas expressões — poesia e dança — há uma raiz comum. O que é a dança? Poesia encarnada nos íntimos impulsos de um corpo, em seus ritmos e gestos. O que é a poesia? A fluência imponderável que faz nascer imagens ao conjuro móvel das palavras que criam a metáfora. Contudo, o enigma de seu *nascimento* segue intacto...

    E aqui terminam (provisionalmente, de acordo com o espírito da autora) estas palavras de um antigo admirador de María Fux como grande dançarina e também admiradora de sua condição humana superior, vale dizer, dessa condição que sabe fazer de sua arte encantadora algo muito, muito mais que um espetáculo agradável: *vida para todos.*

Ernesto B. Rodríguez

I
MINHA EXPERIÊNCIA DE VIDA COM A DANÇA

(Introdução Autobiográfica)

1. Meu Encontro com a Dança

A dança tem sido sempre para mim uma necessidade de dar algo, de expressar-me e encontrar um ponto de vinculação com a vida que me rodeia. Por essa razão, apresentou-se em minha existência com idêntica valoração, com o mesmo sentido e naturalidade que o falar e o andar.

Comecei a ser eu mesma na dança quando criava com qualquer música, talvez aos quatro ou cinco anos; recordo-me que aquela obra de improvisação tinha tal força que me levava a converter-me na bailarina de toda reunião infantil, entre chocolates e tortas e espectadores da minha idade: ali, eu transformava essa improvisação no espetáculo da festa de aniversário.

Não pensava nem sonhava senão em dançar. Mas, a palavra dança era uma temível má palavra nos ouvidos de meus pais que bondosamente aspiravam ver-me projetada em outro futuro.

O problema que tive naquela época era eminentemente social e, ainda hoje, existe em muitos lugares. Por que os pais temem tanto a dança? Pela má informação e educação recebidas e por desconhecerem que, para uma menina, a dança ou a arte significam uma exploração profunda da vida.

Indubitavelmente falo de uma dança contemporânea porque o conhecimento ou a formação estética da criança atual por meio de um ensino clássico codificado e decantado depois de 300 anos não pode dar-lhes um caminho de criação, somente um tecnicismo cheio de dificuldades físicas que restringem e danam seu mundo mental, emocional e físico.

Ensinar a uma criança a dança em sua forma clássica, partindo da idéia de que o auge do movimento é o equilíbrio

23

na ponta do pé, é uma limitação, pois se recorre à vaidade e aos elementos externos à dança, configurando uma técnica de desenvolvimento contrária à sua evolução natural.

Aos quinze anos a influência de um livro que chegou às minhas mãos, *A vida de Isadora Duncan*, foi decisiva nessa busca aberta que sentia palpitar dentro de mim através de tantas improvisações. Descobri que, além da dança clássica que estudava, existiam outros caminhos desconhecidos que se foram povoando de Isadora. Ela simbolizou meu rio em direção à liberdade. Tratei de buscar outros meios que estivessem dentro de meu corpo, sem centrar minhas preocupações naquelas piruetas ou no equilíbrio na ponta do pé que estava aprendendo.

Foi assim que aprendi a encontrar-me com novas músicas que não eram clássicas. Intuitivamente cheguei ao impressionismo e à natureza de Ravel, Foret, Debussy e Erik Satie, os quais conseguiam desmoldar-me e fazer sentir meu corpo em um mundo de imagens novas. Comecei a mergulhar, a escavar no mundo do silêncio posto que pela primeira vez surgiam em mim formas sem som que me davam a impressão, porque não se apoiavam na música, de serem danças novas. Essas danças no silêncio foram pontes de comunicação que me ajudaram, anos mais tarde, a encontrar-me através do espaço com o surdo.

A conexão com o mundo cultural que me rodeava teve grande influência nesse período de minha adolescência. O movimento da jovem pintura argentina, os componentes do grupo Órion, pintores, gravadores, escultores, poetas, influíam em meus trabalhos. Sua companhia e seu labor através do simbolismo, do cubismo e do onírico começaram a povoar-me de imagens novas e me deram as possibilidades de alcançar encontros de dança mais sedimentados. Dançava em qualquer lugar, em qualquer ambiente. Dois pares de olhos, quatro ou seis, um débil "María, por que não danças?" eram um sim rotundo para meu desejo de dar. Esses artistas foram meus primeiros espectadores, espectadores sensíveis que se assombravam e viviam o que realizavam.

Isto que estou relatando não é só o desejo de mostrar a descoberta de minha adolescência através da dança, senão exibir também o projeto de meu caminho sem guias, sem mestres, seguindo essa força misteriosa e pujante que brotava sobre minha pele e que também era e é o caminho de muitos jovens que buscam uma verdade nova.

Esse frente a frente periódico com gente amiga ou desconhecida sob a forma de público me ajudava e me exigia pequenos recitais onde inconscientemente devia realizar coreografias e desenvolver no espaço movimentos organizados unidos à música; ou sem ela, onde intervinham o conhecimento de uma nova técnica que ia adquirindo e novos problemas frente ao espaço e ao tempo.

A generosidade e apoio de Leonidas Barletta, que durante muitos anos me cedeu o *Teatro del Pueblo*, me permitiram concretizar essa possibilidade.

Por esse caminho pressenti que tinha algo pessoal a entregar. Depois de ter projetado meu primeiro trabalho coreográfico, em forma profissional e fora do círculo de amigos, compreendi a necessidade e me senti obrigada a um trabalho consciente, sistematizando o que até esse momento tinha sido improvisação. O encontro com a técnica contemporânea se produziu realmente quando fui bolsista em Nova York. A Fundação Williams me deu a passagem e cheguei aos EUA em 1952, depois de grandes lutas: as instituições que podiam pagar-me a passagem — eu era então terrivelmente pobre — estavam ansiosas para dar bolsas a cientistas e técnicos, e não a uma jovem bailarina que tinha dez anos de dança no Teatro do Povo, e que queria estudar com Martha Graham para aprender finalmente essa técnica buscada.

Levei minhas maletas, um velho toca-discos e meus discos de 78 rotações, onde eu tinha todo meu repertório. Um velho baú emprestado de uma amiga apertava meu vestuário de cortinas e outros tecidos incríveis, feito pelas mãos de minha mãe; e latas de leite, de carne, café; comidas que meus amigos me traziam como presentes de despedida.

Ao chegar esperava-me um tio e ele estranhou ao ver-me com tal bagagem. O primeiro que fiz foi apresentar-me no estúdio de Martha Graham (à secretária com quem havia me correspondido) e lhe pedi uma bolsa: não me foi concedida. Ao chegar, ela secamente me disse o preço; não havia alternativas. Inscrevi-me e pedi dinheiro a meu tio para pagar a primeira semana de aulas; me dispus a conseguir trabalho para manter-me e devolver esse empréstimo. Obtive-o através de amigos da Aerolíneas Argentinas. Na Quinta Avenida: de-

25

ram-me o lugar de ajudante de cozinha pois eu — iludida — levei ao gerente, como apresentação, meu currículo de dança durante 10 anos em Buenos Aires. Fui viver sozinha e comecei realmente minha vida em Nova York, que durou um ano. Trabalhava das nove da manhã às três da tarde e tinha meia hora para almoçar um pedaço de torta e um café com leite e, às vezes, um hamburguer. Estudava de quatro às oito da noite. E, no outro dia, recomeçava. Quero contar isto porque penso que é importante saber que sempre desejei ter mestres e que sua busca sempre foi terrivelmente dura. Minha ilusão era estudar, estudar com Martha. Mas ela não dava aulas para aquele grupo elementar no qual comecei a aprender o que era uma contração ou um alongamento. A aula era dada por uma de suas ajudantes e meu inglês era tão pobre que, por não poder compreender bem as palavras, aprendia de forma muito limitada e muito angustiante. Quando acabei esse primeiro curso e passei ao seguinte, no qual já tinha contato direto com Martha, comprovei que ela estava no topo da montanha. Era impossível falar-lhe e a atmosfera que se criava ao seu redor a fazia parecer uma deusa. Mas, minha pequenez e minha força de vontade eram iguais. Sabia para que estava nos E.U.A. Havia deixado meu filho de sete anos e minha vida na Argentina por algo tão importante como ir ao encontro da técnica. Oh, sonhadora de mim!, queria que Martha visse minhas coreografias — eu intimamente sabia que tinham algum valor — porque necessitava da opinião de uma artista como ela para seguir evoluindo. Com Martha era impossível conversar; eu tinha passado um ano muito duro em que senti saudade dos meus e a falta de alimentação (os 45 dólares semanais que ganhava deviam pagar meu quarto, a condução, a comida e as aulas). Um dia, durante uma aula, com excesso de esforço, transpirando em abundância e minada por uma grande debilidade, desmaiei. Então, finalmente, ela reparou em mim. Mandou dizer por sua assistente que não pagasse mais e que comesse carne, já que os argentinos não podiam viver sem ela. Assim consegui a bolsa em seu estúdio.

Ia se aproximando a data da minha partida; já havia passado um ano. Nesse período pude conhecer o departamento de Espanhol em várias universidades: New York University, Columbia e várias outras onde, em troca de comer e dormir, podia dançar para eles nos fins de semana. Cada segunda-feira recomeçava meu trabalho na Aerolíneas, as aulas e meus sonhos com o mesmo fervor de minhas danças.

Um dia, ao sair de uma aula, finalmente a gigantesca, inalcançável Martha Graham ficou a sós comigo. Foi no elevador. Então, no meu entrecortado e malfalado inglês supliquei-lhe — só faltavam alguns dias para voltar à Argentina — que visse minhas danças. Acedeu, olhando seu relógio: me concedia meia hora no dia seguinte. Essa noite foi infernal, revisei *in mente* cada uma de minhas danças e todas me pareciam muito pobres. Por fim, chegou o momento. Ela me esperava e eu, com meus discos riscados, comecei a bailar frente a Martha. Já não me importava nada, era minha meta. Ela, a que tinha a sabedoria da dança, olhava realmente!

Sem se fixar em seu relógio foi pedindo mais e mais, até que, depois de uma hora, eu não tinha mais nada para dar-lhe e me sentei no chão frente a ela.

Então, com sua voz gutural, disse-me pausadamente: "És uma artista, não busques mestres fora de ti. Não tenhas medo de fazer danças teatrais, és atriz. Continua para dentro de ti o mais que puderes. Volta à Argentina e não esperes nada de professores. Teu mestre é a Vida". Compreendi seu idioma e agora depois de muitos anos suas palavras ainda têm vigência em mim e sigo aprendendo.

2. Regresso e Experiências

Ao voltar dos E.U.A. começou a luta pela vida diária, a educação de meu filho e a necessidade de cumprir aquilo que Martha Graham me havia dito sobre a minha busca de uma linguagem própria. Mas, ao mesmo tempo, devia ganhar a vida. Aluguei um estúdio por horas e comecei a ter alunos — eram tão poucos no princípio — nos quais vertia a técnica encontrada em minhas próprias coreografias. Dava recitais não somente em Buenos Aires mas também no interior; não me importava em que condições estava o lugar, só me interessava que o povo tivesse interesse em ver minhas danças.

Daquelas primeiras excursões recordo-me especialmente de uma na província do Chaco: foram sete recitais em localidades como Quitilipi e Charata. Lugares em que jamais havia chegado uma dançarina.

Minhas recordações daquela viagem reúnem acontecimentos curiosos que hoje me fazem sorrir. Por causa de grandes inundações, me levaram de Resistencia a Charata em um avião Pipper que me deixou, em plena tarde e numa clareira do monte, com minhas valises, meus discos — ainda não tinha dinheiro para um gravador — e esse imenso desejo de dar de mim em lugares tão desolados como esse. Depois de esperar um tempo sentada em cima de minha bagagem, veio buscar a "bailarina" um pequeno caminhão com algumas pessoas do lugar.

A noite se aproximava e, enquanto viajava, pensava com curiosidade no espaço que me dariam para dançar. O que não esperava era dançar num boliche (também hotel da região) que tinha um pequeno palco com uma terrível paisagem de um rancho abandonado pintado na parede em um espaço de três por quatro.

Não havia pano de fundo, já que só se usava o espaço quando uma pequena orquestra do lugar animava os bailes de sábado. Nesse hotel e nesse palco transcorria aquela excursão organizada pelo Conselho de Cultura da Província.

Tinha medo de entrar nos quartos escuros do hotel e não imaginava como trocar de roupa sem chegar a eles; aproximava-se a hora e não tinha feito ainda nenhum ensaio. Não havia iluminação e o Diretor de Cultura do local me antecipou que não contava com nenhum elemento. Tratava de encontrar uma maneira de tapar essa horrível paisagem sem ofendê-los; busquei lençóis, pregos e cobertores, e cobri as paredes não sem pedir desculpas. Com os cobertores fiz um camarim para mudar de roupa e, como não havia toca-discos nem luzes, pedi veladores e uma vitrola a corda que seria meu único instrumento musical e manejado por um garoto. Organizei tudo atrás dos cobertores e comecei a sentir muito medo. Um tumulto crescia do outro lado: crianças, gritos, gente que se sentava ruidosamente, galos e cachorros formavam um coro atemorizador. Eu pensava que a expectativa desse público era ver um tipo de dança que não era a que eu trazia: seguramente para uma bailarina clássica vestida de prateado ou que mostrasse as pernas nuas. Pus a malha e a bata de trabalho e, quando o ruído do público me fez recordar aquele alvoroço que produzíamos em criança durante os filmes de *cow-boys*, compreendi o que enfrentava e o que deveria vencer para que minha dança fosse compreendida.

Apagaram-se as luzes dessa espécie de *saloon* e apareci no "palco" em meio a assobios e guinchos. Expliquei-lhes que ia mostrar uma dança diferente e que necessitava de silêncio.

Tirei, ainda temerosa, a bata e, com minha malha de trabalho e minha longa saia, comecei a explicar como trabalhava para aquecer meu corpo a fim de poder aproximá-los de uma música que não conheciam e que sairia para eles através de meu corpo.

Dancei cavalhadas e um andante de Bach sempre explicando tudo o que fazia, sempre pondo e tirando os elementos de meu vestuário diante deles.

No princípio me trataram com rudeza. Assobiaram. Tive de manter uma grande força interior para continuar expressando-me. Dancei as palavras de Lorca através de seus "acalantos" e eles, que jamais tinham visto alguém mover-se de tal maneira, mediante seu mutismo — muito e crescente — me instaram a bailar também em silêncio. Expliquei-lhes que assim como gostamos da guitarra ou do canto, também nos atrai, nas claras noites de lua, o ficar calado para sentir os minúsculos ruídos na escuridão, os ecos dos quebrachos-vermelhos. Assim eu sentia meu silêncio, o qual me fazia mover. Segui dançando durante uma hora e finalizei com um *chamamé*, uma dança que é parte deles mesmos. E isto conseguiu uma aproximação ainda mais intensa. Quando terminou meu recital, escutei uma grande ovação de toda essa gente simples que havia esperado outra coisa de mim.

As mulheres, de rostos queimados, se aproximavam e me beijavam as mãos, me tocavam no cabelo, me chamavam de você, me pediam que ficasse.

Mas, chegou a noite e meu medo aumentou; sentia que não me animaria a dormir nesse hotel escuro, sujo, cheio de bêbados. Então, pedi a uma dessas pobres mulheres que me abraçava com emoção que me deixasse passar a noite em sua casa. Com surpresa, mas com uma alegria natural, me ofereceu seu rancho, sua cama, sua fruta e sua jarra de leite; não podia estar melhor e senti o verdadeiro respeito e carinho de toda essa gente desconhecida.

Essas excursões, como outras que me levaram a diferentes lugares, foram acrescentando uma riqueza que via brotar em mim através de situações ambientais adversas onde a dança sempre triunfava. Recordo-me de um recital, depois de muitos anos, na praça de Resistencia. Um espetáculo popular onde o povo que caminhava pela rua podia deter-se ou seguir seu caminho com indiferença. Dancei frente a um mural de Monsegur as poesias do poeta Alfredo Veiravé. Nessa praça, rodeada de alfarrobeiras em flor e em uma noite calorosa, com policiais que impediam que o povo subisse no palco, me dei conta do quanto meu árduo trabalho no estúdio podia ser popular e compreendido pelo povo de qualquer lugar. E o calor dessa gente me fez crer que acabou-se a época em que a dança era exclusiva de pequenos círculos de entendidos; a dança, nesses espetáculos populares, atende satisfatoriamente a uma obrigação social e artística a nível tal que, por isso, devemos prosseguir.

Em Jujuy, em outra viagem, tive também uma valiosa aprendizagem.

Um engenheiro amigo levou-me a conhecer as minas de Zapla e o trabalho nos altos fornos a 3.000 metros de altura. Vendo essa gente, esses mineiros ali tolhidos, que nem sequer iam a San Salvador de Jujuy, pensei então, como sempre, em dar-lhes algo meu. Meu amigo informou-me que eram, na maioria, analfabetos, imigrantes da Bolívia. Mas nada me importava: de qualquer maneira queria fazê-lo; grátis, em troca da experiência e não de dinheiro (uma constante no decorrer de minha carreira).

Todos os meus amigos de Jujuy estiveram presentes durante a noite; entre eles, Jaime Dávalos queria saber o que ia acontecer ali.

Havia ali um belo cinema que tinha luzes ambientais, ainda que não *spots*, e nele me engenhei para criar condições próprias para o meu deslocamento. Fazia pouco tempo que tinha atuado no Teatro Colón de Buenos Aires e, como não acredito em concessões e sim em que a gente mais simples pode ir ao encontro da comunicação quando há algo real e verdadeiro para dizer, repeti o espetáculo. A atitude das pessoas que iam chegando era diferente das do Chaco; havia poltronas e os andinos com suas roupas coloridas, seus rostos sofridos, sua língua quíchua, se sentavam em silêncio.

Comecei aproximando-me pela palavra; sem temor falei da paisagem que me circundava e dessas minas negras das quais eles extraíam o carvão. Disse que esse carvão que nutre nossas máquinas é como o sangue que está dentro de uma vaca; e assim iniciei esse encontro, cantando através de meu corpo algo que era compreensível para eles. O silêncio era tão total que escutava sua respiração rítmica como a minha. Dancei muito tempo, mesmo que ficasse tarde para eles, pois, antes do nascer do sol, teriam que começar seu trabalho. Ao finalizar não houve aplausos e, apesar de ter-me aproximado para dizer-lhes que tinha acabado, não se moveram das poltronas, exigindo mais com o seu silêncio. Voltei a dançar a cavalhada e lentamente, com o mutismo deles e o meu agradecimento, se foram.

Meus amigos se sentiam emocionados por esses rostos que tinham visto e pelo que haviam sentido. Jaime Dávalos me disse: "María, conseguiste que estivessem como na missa, te escutaram".

Assim, através de recitais e excursões, fui compreendendo que essa técnica que me importava tanto na busca do ensinamento, no desejo de melhorar meu instrumento, estava dentro de cada coreografia nova que me trazia dificuldades; que cultivando-a, poderia ampliar a capacidade de reconhecer meus limites, desenvolvê-los e entregá-los através da educação.

Outra bela recordação destes recitais (que me fizeram reconhecer essa tremenda força interior que me faz agora abordar o leitor trazendo-lhe estas experiências) provém de um recital organizado pela SADE, em Necochea.

Ali fui convidada primeiro para um Festival de Crianças e em seguida para a Festa da Poesia que ia realizar-se com um espetáculo onde a palavra poética seria o único personagem. A festa foi ao ar livre, no parque; tinha um belo palco e uma pequena barraca que servia de camarim. Enquanto trocava de roupa sentia o tumulto do povo que ia chegando e rodeava o pequeno anfiteatro.

Eram três mil pessoas e ouvia-se o uivo de um cão para a lua, circunstância que terminou por angustiar-me.

Pensava se a palavra de García Lorca, Rafael Alberti, Antonio Machado, Pablo Neruda, Alfredo Veiravé podia dar a essa noite o clima desejado com esse latido agudo e insistente em cima. Pedi aos organizadores que tratassem de localizar o cachorro e que o tirassem dali, e comecei a função sem ter obtido nenhum resultado. As palavras dos poetas se faziam dança e o silêncio do bosque que me rodeava fazia-me sentir a gente unida a meu corpo. O animal, felizmente, parecia ter-se calado. Ao finalizar me surpreendi: alguém me oferecia flores na borda do palco e ali, junto à mulher que as entregava, descobri o cão que havia uivado até ser ganho como mais um de meus espectadores: silencioso, durante uma hora atraído por algo inexplicável. Isso chamou a atenção dos poetas e, no dia seguinte, no diário local falaram de meu triunfo: de haver calado um cão e de tê-lo transformado em espectador.

No vaivém de minha vida cheguei em Moscou em 1955, convidada pelo Ministro de Cultura do Soviete. Viajava com meu filho Sérgio, de dez anos, e minhas maletas estavam, como sempre, mais carregadas de sonhos do que de bens pessoais.

Jamais, enquanto viajava pela Argentina, podia imaginar que um dia chegaria com minha dança na Rússia, mas assim o foi. E cheguei numa época em que a Rússia ignorava tudo o que não fosse dança clássica, desde que Isadora Duncan lá esteve e já havia se passado muito tempo. Com a enorme responsabilidade que isto implicava, com minha força de vontade sem limites, minha experiência e o apoio do Ministério da Cultura, preparei um recital no Teatro Hermitage cuja capacidade é para três mil pessoas. (Ainda agora me pergunto como encontrei coragem para fazê-lo, pois ainda hoje sinto que estou aprendendo e não me sinto conformada com o que faço; por isso, sigo lutando com esse instrumento tremendo — meu corpo — e o que quero dizer através dele. Mas era um fato e devia enfrentá-lo.) Colocaram um tradutor para que relatasse antes de cada dança qual era o sentido de minha coreografia. Era um ator de uns cinqüenta anos; tratou de compreender-me no meu elementar e balbuciante inglês e por meio de seu mal-organizado espanhol.

Os ensaios nesse teatro belíssimo eram felizes, nada faltava e tudo o que pedia era possível, inclusive propaganda nas ruas: nos anúncios, meu nome, traduzido para o russo, era um enorme desenho de signos incompreensíveis.

O espetáculo compreendia temas do folclore argentino, danças judias antigas e música contemporânea unida ao silêncio. Um programa ambicioso onde eu, angustiada, tratava de melhorar a expressão de meu corpo-instrumento através de cada ensaio.

Nunca imaginei o que me esperava na noite de minha estréia; o público era heterogêneo, gente anônima de uma grande cidade que ia ver uma dançarina argentina e que esperava um espetáculo folclórico.

Comecei a primeira parte do espetáculo encontrando uma resposta acolhedora, mas, quando cheguei à parte da busca contemporânea e me defrontei com o silêncio através das palavras "gestação" e "nascimento", tudo mudou. No meio do palco, estendida no piso, com minhas pernas para trás e envolta, como se dentro do útero de minha mãe, nascia pouco a pouco um pé que era parte de algo que tentava viver enquanto uma luz vermelha invadia tudo. Mas ali, metida dentro de mim mesma, senti uma catarata de risos que rolava sobre o palco. Os assobios que partiam dos espectadores me laceravam e me faziam sofrer; mas, só nessa imensidão de risos como ondas, continuei com minha dança tratando de ser eu mesma em um silêncio que já não existia, frente à agressão que minha dança, em silêncio, produzia no público.

Das partes laterais do palco as pessoas me faziam sinais para baixar a cortina mas eu dizia que não com veemência e continuava dançando.

Este era um desafio e minha força frente à adversidade me salvou. Dei-me conta lentamente de que as risadas haviam terminado e de que algo estava passando no público. Algo profundo nos unia e o silêncio selou meu último movimento com um aplauso estrondoso que me fez repetir três vezes a mesma dança.

Num público como aquele, habituado a que a música faça mover ou dançar as pessoas, a que o ouvido preceda o movimento, minha dança produziu uma reação de intranqüilidade e riso. Mas, esse mesmo público, uma vez sensibilizado, pôde captar também a força expressiva do silêncio. O êxito foi tão grande que, no final do espetáculo, correram ao camarim para abraçar-me e beijar-me nas duas faces, dizendo-me *daragaia* ("querida"). Essa demonstração e aceitação do público conseguiram fazer com que eu vivesse três meses em Moscou.

Essa experiência reforçou, em meu regresso à Argentina, a necessidade de mergulhar mais ainda dentro de mim mesma na busca do silêncio.

Em 1967 recebi um convite para ir a Israel, onde em um mês realizei 25 recitais em teatros de Jerusalém, Tel Aviv e Haifa, e em vários *kibutz*, onde avaliei a luta e a força de um povo jovem e criador. Ali, dançando para adultos em um dos *kibutz*, decidi realizar um recital para a grande quantidade de crianças que aí viviam. Então, no parque, sem cadeiras, sem outros elementos além das árvores e do céu, com um gravador que, agora sim, já tinha, comecei um espetáculo que chamei de "María, onde estás?". Organizei-o fazendo participar a palavra, e a palavra era só a pergunta reiterada: "María, onde estás?"

O povo falava apenas hebraico e eu levava meu espanhol. No entanto, a atenção das crianças não me permitia duvidar de que estávamos nos encontrando. Nunca imaginei que o resultado seria a bela lição que eles me deram quando, ao finalizar, todas as crianças se aproximaram para tocar-me, para puxar meu cabelo, para falar-me em seu idioma. Necessitavam algo meu, queriam participar. Então, pus música de Yafa Yarboni, uma cantora israelita, que nos impulsionou, a eles e a mim, a integrar-nos na magia de uma improvisação coletiva, estimulada durante uma hora pela pergunta de uma dançarina argentina: "María, onde estás?"

Essa noite, quando nos despedimos, pois eu regressava no dia seguinte, eles gritavam: "María, onde estás?", acreditando que esse "donde estás" era meu sobrenome.

Esse recital, realizado tão longe de minha pátria acrescentou em mim o desejo de efetuar, a cada ano, recitais para crianças onde, na conclusão, eles fossem os intérpretes. A partir daí, meus espetáculos sempre integram as crianças no palco, em finais que são sempre um verdadeiro encontro no qual dançamos juntos.

II
O ENSINO DA DANÇA E A EXPERIÊNCIA DO CORPO

A experiência do corpo é descobrir o ritmo interno através do qual se pode mobilizar a via de comunicação que há em seu interior. Para isso, o corpo deve ser motivado e, sobretudo, ter um sentido: por que me movo e para quê.

3. Descoberta da Técnica

Em dança, técnica é uma forma de expressar a vida e deve evoluir sem cessar, escapando à repetição; quer dizer, a técnica deve evoluir permanentemente e deve basear-se no reconhecimento de que tenha um sentido para expressar o que alguém tem dentro. A técnica deve ser flexível e nunca deve ter um fim em si mesma; como repetição significa técnica, esta deve realizar-se a cada dia com um sentido diferente; como nada se detém na vida do homem, nada deve parar e, assim tampouco a técnica através do corpo deve ser estática. A cada dia encontro no espaço movimentos únicos que me expressam, que deslizam como as horas que me envolvem. Desejam projetar-se, querem entregar-se, e meu corpo é esse meio.

Assim como a dança entreabria meu mundo individual, ia também me integrando e consubstanciando cada vez mais com o mundo que me rodeava. Ao humanizar-se, ao adquirir naturalidade e fundamento renovador na parte técnica que realizava meu corpo, a dança me fazia descobrir que, na vida cotidiana, no acontecer do homem, em suas angústias, em seus sorrisos, em seus desejos, se acham infinitos temas para desenvolver no espaço novas coreografias.

A dança está no homem, em qualquer homem da rua e é necessário desenterrá-la e compartilhá-la. Temos a comprovação no folclore; ele chega até nossos dias vivo e fresco em seus ritos. Vi o Brasil inteiro dançar suas danças religiosas e pagãs; senti, apesar da civilização que levava em mim, de meus tabus e de meus medos que (matando alguns e escondendo outros) poderia encontrar a possibilidade de expressar-me e de que se me abria a porta desse ritmo coletivo enraizado no homem, e que, como sua sombra, se projeta como testemunho histórico. Em contraste, na dança clássica podemos observar que se parte de cinco posições fundamentais que têm mais de trezentos anos de vigência.

As cinco posições respondem a uma concepção de beleza e de realidade alheias à época em que vivemos. Hoje, a dança necessita outro tipo de comunicação; não pode estar alijada da sociedade em que vivemos nem dos problemas do homem cotidiano. A dança não deve ser privilégio daqueles que se dizem dotados, ela deve ser ministrada na educação comum como uma matéria de valor estético, de peso formativo, físico e espiritual. Com uma capacidade e possibilidade de buscar a criação de cada um de acordo com o desenvolvimento que tenha frente a si mesmo e frente ao espaço. Através das distintas etapas educacionais: jardim, primário, secundário e universitário, pode ir evoluindo esta idéia e canalizando a dança como uma linguagem a mais na educação; a linguagem verbal e a escrita são, é certo, fundamentais para ela mas, às vezes, resultam insuficientes.

Dançar, então, não é adorno na educação mas um meio paralelo a outras disciplinas que formam, em conjunto, a educação do homem. Integrando-a nas escolas de ensino comum, como mais uma matéria formativa, reencontraríamos um novo homem com menos medos e com a percepção de seu corpo como meio expressivo em relação com a própria vida.

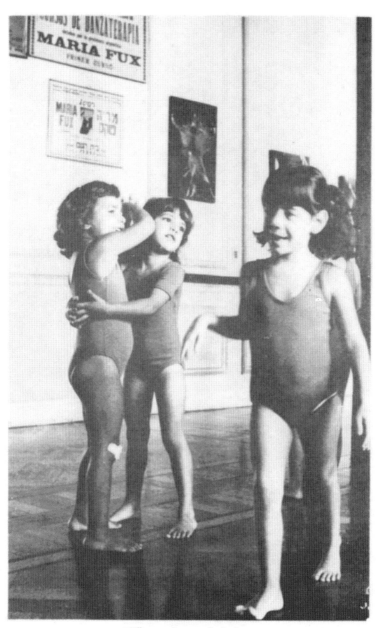
Não estou sozinha

4. Frente à Criança: O Desenho do Corpo no Espaço

Nunca havia visto ensinar de outra maneira que não fosse na forma clássica. A primeira vez que tive a meu cargo um grupo de crianças para ensinar-lhes uma dança diferente, comecei a compreender quão despojada e despida estava frente a elas. Sentei-me no chão como mais uma do grupo e comecei a descobrir e a tratar de expressar-lhes, utilizando o mínimo de palavras, o desenvolvimento que sentia em meu corpo. Era importante encontrar a chave de movimentos que eram perguntas e respostas em mim e que desenvolviam palavras que implicavam "contração" e "alongamento"; e realizá-lo frente a um grupo de crianças, para quem as palavras "contração" e "alongamento" não significam nada, fez surgir as palavras-chave "dentro de mim" e "fora de mim", que constituíram a resposta.

A primeira vez que enfrentei uma criança tive a consciência de que devia achar movimentos-mãe, palavras que tivessem o máximo de expressão e que não mudassem durante o desenvolvimento das crianças até a adolescência. Devia incorporar lentamente um mundo de palavras que me ajudassem a aproximar-me das crianças através de uma verdade sem transformação, mas com movimento. As palavras que utilizei ajustaram-se espontaneamente à poesia e foi só o movimento que sugeriu a palavra e, de imediato, a palavra se ia enriquecendo com novos movimentos. Descobri que podia provocar tensões e distensões, extensões e contrações utilizando palavras como "ar", "globo", "pássaro", "nuvem". Compreendi, na mesma ação, que a palavra "espaço" podia ser transferível a uma criança de quatro anos como algo vivo. De que maneira? Fazendo-o crescer nela; fazendo-o viver, dando existência ao espaço como algo muito simples, que toda criança sabe.

Eu devia fazer a criança descobrir que nesse espaço pode desenhar, não com um lápis e um papel, mas com o corpo, tratando de inventar e utilizar a música que se impregna então de possibilidades criativas: o espaço se move com as crianças e se começa a criar com ele.

Vejamos aqui como sinto o espaço e de que maneira isso pode ser transmitido. Cada vez que me movo percebo que penetro nele, o expando, me apóio nele de dentro para fora. Apóio-me no ar para sustentar meu equilíbrio, apalpo sua existência como parte de minha própria vida; encho-o de imagens, modelando-o como se tivesse volume ou, às vezes, como se fios invisíveis me sustentassem.

Para que eu pudesse transmitir isto aos outros, devia realizá-lo com imagens, devia aproximar as crianças da vida diária. Quando estou com eles, nos primeiros encontros, meu método consiste em dizer a uma criança de 3 a 5 anos: "Estamos no chão, não? Tomemos todo o ar que nos rodeia, e vamos pô-lo em nossas mãos, devagarinho. Que ele não escape; o ar é suave, vamos levá-lo lentamente para cima. Que ele não escape; e quando estivermos bem esticados, sopremos nossas mãos para que seja o vento que o faça escapar. Corramos nesse espaço que está cheio de nuvens, nuvens de muitas cores. Aí vamos!"

As crianças começam a descobrir os desenhos ondulantes, ascendentes, descendentes, vibratórios e tudo o que possa mostrar a analogia que há entre a palavra e a natureza. Por exemplo, se falo de um movimento ascendente, para realizá-lo com uma criança pequena lhe digo: "Para crescer, primeiro tem que ser raiz e com o calor da terra que nos cobre e a água que nos regar, vamos ascendendo".

Assim, cada palavra — que geometricamente tem um valor — se valoriza muito mais quando a imagem da criança estabelece contatos unidos a seu corpo.

Algumas mães, quando levam ao estúdio meninas de 3 a 12 anos, costumam perguntar-me que tipo de dança ensino e quais são suas possibilidades. Minha resposta é que, como as crianças sabem andar, correr, saltar e jogar, eu lhes sirvo de ponte para que comecem a expressar-se por meio de seu corpo em relação com a música: de acordo com sua idade e possibilidades de compreensão, vislumbrarão seu mundo interno e começarão a expressar-se através de criações próprias.

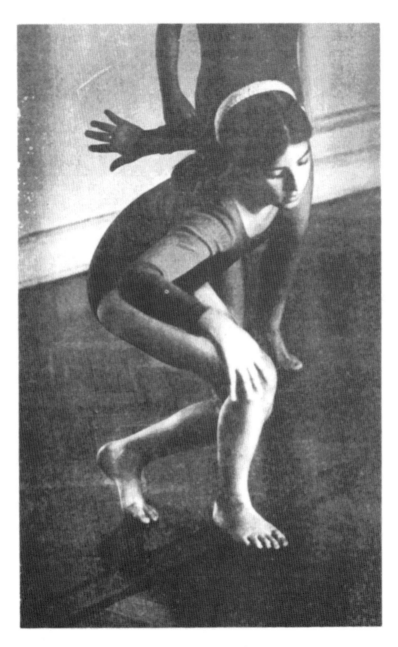

O ritmo se aproxima

Começo fazendo-as dar valor a cada parte do corpo, ou seja, facilito-lhes um esquema corporal estimulado pelas palavras, os sons, a música e o silêncio. Tudo pode ser dançado e compreendido, sem limites de idade, pois o corpo, por uma razão ancestral, sempre teve necessidade de comunicar-se através do movimento.

Durante a hora de dança a menina estuda e recebe a impressão de um reconhecimento vivo do corpo; lentamente busca expressar-se e com a improvisação a aula atinge o ápice. É aí que ela descobre que a criação de seus movimentos compreendidos e assimilados com ou sem música lhe permite desenvolver suas idéias e dar vôo à sua imaginação; e isto se traduzirá em alegria sobre o espaço.

Por esse caminho, o encontro das crianças com a dança libera a energia acumulada devido a nossas expectativas e medos, a nossas impossibilidades e a nossa falta de naturalidade para expressar-nos. Esta linguagem se compreende em qualquer idade, desde os 3 até os 60 anos, ou mais. No entanto, quanto antes se começar esse aprendizado, mais prováveis serão seus bons resultados.

5. Motivação: As «Palavras-Mãe»

Queria agora explicar-lhes quais são as palavras utilizadas em meu trabalho para mobilizar crianças, adolescentes e adultos.

A palavra tem que ter força e comunicação direta com o corpo. Se eu digo "Meu braço e minha mão se apóiam no espaço e se movem de forma ondulante", e uno esta frase lentamente a um percurso com o corpo, vou transformando meus braços em formas ondulantes que desenvolvem desenhos diferentes daqueles que poderia realizar caso dissesse "É uma vibração que chega". Neste caso eu a sinto no rrrrrr que produzem meus lábios e que repercute em meu plexo, se desenvolve até minhas pernas e dali para meus braços. Estende-se e vai produzindo ritmos diferentes do ondulante.

Trabalho sempre sobre linhas de contrastes. A palavra "vibração" pode estar escrita num papel e não significar absolutamente nada mais que uma palavra, mas se a fazemos viver e a localizamos no espaço, com seu ritmo justo e com o nosso corpo que a produz e obtém resposta, nunca nos esqueceremos dela. Assim, se utilizarmos a palavra "limite" apoiando-nos com todo o corpo sobre o chão e realizando movimentos nele, sentiremos a impossibilidade de penetrá-lo, sentiremos o limite através do nosso tato, sabendo que este está dentro e fora de nós, não com meras palavras mas com palavras que se transformam em movimento porque são elas (as palavras) que vão produzindo diferentes ritmos. Esse reconhecimento de que cada palavra tem ritmo próprio faz com que lentamente possamos depois utilizar o silêncio, porque já não estamos apoiados nos estímulos audíveis. Palavras-mãe são palavras que não mudam através da vida.

Vou perdendo o medo

6. O Ritmo Interno e o Corpo

O que é o ritmo? O ritmo está na respiração; o ritmo está na circulação de nosso sangue; ritmo têm nossos próprios nomes; nossos passos o têm. Quando comemos, dormimos ou nos movemos, estamos fazendo ritmo; cada movimento executado no espaço sem auxílio da música tem seu ritmo.

Quando realizamos formas ascendentes ou descendentes e ondulantes; quando traçamos linhas horizontais ou trabalhamos em círculo ao longo do perímetro de uma circunferência que delineamos no espaço, sempre com nosso corpo, a maneira de desenhar nele produz diferentes ritmos de acordo com nossos estados emocionais. Quer dizer, se uma criança, um adolescente ou adulto chega ao estúdio, agitado por um acúmulo de problemas, o ritmo que ele vai utilizar para desenvolver essas formas no espaço será acelerado. Aceito-o; mas lentamente vou encaminhando-o para a busca do equilíbrio emocional e vou levando a agitação em direção a outras possibilidades; estas me dão as palavras para impulsioná-lo a uma respiração mais lenta e mais serena que o ajude a compreender como pode ir dominando-se e reencontrando-se na linha desse ritmo que o vai serenando. Pude compreender isso graças ao encontro com os surdos, pois eles não têm outra via para perceber seu ritmo interno, e este só é percebido com o corpo.

49

7. A Música e a Experiência da Mobilização Pessoal. A Música Vivida em Totalidade Pelo Corpo

Minha experiência com a dança está intimamente ligada com a música e com todos os estímulos audíveis e não audíveis da vida que me cerca.

Queria, por isso, explicar a importância da música em relação a essa vida.

O movimento, unido ao estímulo musical, permite uma compreensão total da música, o que não acontece quando alguém escuta ou se move sem escutar. A idéia é: não é possível compreender a música sem a experiência da mobilização corporal; o principal instrumento do homem é seu corpo e não se pode fazer outras pessoas sentirem um trabalho com instrumentos musicais sem se ter tido a experiência de sensibilização corporal apropriada. Geralmente a técnica do instrumento é estática e o efeito da música sobre o corpo é o de sensibilizá-lo; responde sem teoria e dá uma contestação viva e comunicante. Não se realiza só por uma pessoa, senão que se comunica, se entrega. Nas aulas de dança se adquire a música através do corpo: pode-se escutar melhor movendo-se. A apreciação musical, de acordo com minha experiência, nunca deveria ser estática.

Então, podemos nos perguntar sobre o que ocorre nos concertos. A resposta é que, se pudéssemos dar livre mobilidade à música que nos penetra, seguramente nos mobilizaríamos. Mas, nossa cultura e nossos medos fazem com que não nos movamos mesmo que a música nos penetre, mesmo que sintamos que nosso corpo se move.

Qual é então o efeito da música sobre o corpo? O corpo produz imagens que, estimuladas pela música, se comunicam entre si. Diferentes elementos se mobilizam. Aprendi a mobilizar-me no espaço compreendendo a música; a mobilização abre as portas e faz compreender melhor seu sentido, não através da teoria estática, mas de forma global, de modo que a música às vezes se transforma em algo vivo que nos permite senti-la como se a tivéssemos escrito. De que índole é a mobilização que produz a música? Ou melhor dito: responde a que elementos da música?

À *totalidade*. À música não como estrutura mas de forma global, cuja aprendizagem se realiza graças ao movimento a que ela induz.

O movimento reflete a complexidade musical e, para alcançá-lo em toda a sua extensão, costumo desenvolver as aulas da seguinte maneira:

1.º) A aula deve oferecer a possibilidade de realizar uma experiência total da sensação musical (a música em primeiro plano).
2.º) Seus elementos: ritmo, melodia, frases, são as características pessoais de cada partitura.
3.º) Retorno à forma integrada, sempre buscando um enfoque global da música.

Realizo este encontro com a música mediante contrastes: passando da idéia geral à particular e da particular à mais particular, para voltar ao geral.

Este conhecimento, adquirido pela diferenciação progressiva de elementos contrastantes, leva à união da música com o movimento.

Considero perigoso, numa primeira etapa, o trabalho corporal baseado em elementos da música pois pode matar a música. Isto significa que, se eu tenho um grupo de crianças e quero mostrar-lhes unicamente os ritmos ou unicamente a melodia sem escutar a forma global da música, eles perderiam o sentido inteiro do que isto significa. A música não pode dividir-se: tem de ser vivida na totalidade pelo corpo, em todas as etapas, desde a infância até a idade adulta.

A vivência musical se amplia e se enriquece quando se estende ao corpo.

Como a música passa ao corpo? Para os ouvintes, o ouvido é o primeiro apoio mas não o único. Quando encontro uma música nova, esta penetra em mim pelo ouvido: necessito então reencontrar-me várias vezes com o estímulo global da música e não me mobilizo facilmente. À medida que a música se difunde, como o sangue no corpo, posso mover-me no espaço sentindo-o dentro, não só em forma auditiva mas encontrando-o já dentro de mim como uma transfusão. Produz-se uma simbiose.

Julgo interessante relatar uma experiência grupal realizada com alguns músicos do Instituto Superior de Música de Rosário. Nesse curso realizei uma mobilização corporal para maior compreensão da música. Durou uma semana e o grupo era composto por estudantes — de ambos os sexos — de diferentes instrumentos, dos quais nenhum tinha noções de movimento e muito poucos conheciam formas elementares de ginástica.

Um dos grupos realizava o trabalho de forma prática: se mobilizava junto com os exemplos musicais impelidos por meus estímulos. Mas eu sentia que o outro grupo estava preso dentro de suas roupas. Participava com olhares mas estava inibido frente ao corpo. Na última aula expressei-lhes minhas dúvidas e minha relativa segurança com respeito a um questionamento básico: o que estávamos fazendo importava realmente para a música? Desejava saber se a experiência em que havíamos embarcado todo esse tempo havia sido sentida em totalidade pelo corpo. Pus um *chamamé* no toca-discos e pedi que se descalçassem. A resposta foi veloz e surpreendente; todos aqueles rapazes músicos deixaram de lado suas inibições, seus preconceitos de "artistas": se livraram de seus paletós, de seus sapatos, de suas meias e se entregaram à cadência da música, ignorando-se uns aos outros, esquecidos de tudo, entregues somente à vitalidade de seus corpos que dançavam e dançavam.

Com isto fica de certo modo esclarecido que não é preciso ser bailarino para poder adquirir uma experiência corporal da música.

Em outro curso, que dei para músicos já formados, sobre a vinculação do movimento com a música, um pedagogo que participava das aulas ao terminar disse-me: "Nunca senti a música tão em profundidade como quando me movia. A possibilidade de poder utilizar meu corpo no espaço e modelar os sons com minhas mãos deu-me outra dimensão da compreensão musical". E este não foi o único exemplo onde o fato de ter vivido uma experiência totalizadora obteve uma simbiose profunda.

O que acontece quando se ensina música a crianças surdas? Podem adquirir a música mediante o movimento? Minha experiência, minha curiosidade e minha busca de estímulos audíveis e não audíveis para a mobilização me dizem que elas absorvem uma possibilidade rítmica produzida por essa música que não escutam.

Quando as crianças surdas procuram aulas de dança a fim de alcançar sua integração, a música mobiliza o grupo ouvinte durante uma hora de trabalho: penetra e se corporiza em todos devido a que a impregnação musical que sentem é total. Por isso, no momento da improvisação no final da aula, o tema musical não audível para os surdos está sustentado pelas formas realizadas e compreendidas pelo corpo no espaço.

Daí que os surdos, ao improvisar, conseguem resultados excepcionais de compreensão musical e muitas vezes suas danças são, em sua estrutura musical, melhores que as dos próprios ouvintes.

Tudo isto se pode expressar dizendo que para sua mobilização o surdo não pôde absorver outra coisa que os movimentos de um grupo que foi mobilizado pela música; o surdo foi tomando unicamente a estrutura rítmica produzida na música. Trato de dar-lhes então um esquema de compreensão rítmica e mobilizadora procurando com esse esquema que se sintam seguros para chegar à improvisação.

Quero recordar um fato que para mim foi muito comovedor como experiência. O grande pedagogo musical Willens veio observar uma aula em meu estúdio. Um grupo de adolescentes, ouvintes e não ouvintes, estava trabalhando com música de Bela Bartok. Quando terminei a aula, pedi-lhe que identificasse as alunas ouvintes e as que não o eram. Considerou-o verdadeiramente impossível mas destacou que uma das jovens havia interpretado Bartok com uma compreensão profunda e sincera; então, apresentei-lhe a jovem: era surda.

Esta moça, Monica, escreveu-me mais tarde uma carta em que me falava de seu sentir frente a um tema musical de Vivaldi, que jamais ouviu mas que compreendeu corporalmente:

"Ao iniciar meus movimentos — diz — sinto a tensão em meu corpo. Sinto lentamente como meu corpo se põe tenso, tratando de alongar-me em forma vertical; realizo círculos, trato de tomar o espaço e esses círculos se ampliam dando um profundo sentido à forma. Sinto assim que só pude conhecer Vivaldi, a quem nunca ouvi, pela dança. Há vezes em que tenho medo de equivocar-me e perder o ritmo da música, mas creio que há algo misterioso — o próprio movimento — e este me faz sentir que estou dançando a música. Creio que dançando também somos maravilhosos: nossos argumentos, nossos relatos íntimos, nossa própria vida, nossos fantasmas podem ser expressos através da dança. Não importa se não temos música para tanto ou se não podemos escutá-la; não importa onde, como e quando. Mas sim dançar."

O que aconteceu? O encontro se realiza também nas pessoas não ouvintes. A resposta é a seguinte. Primeiro, produziu-se o contágio coletivo e o interesse despertado pela imagem na aula; segundo, a autonomia e a segurança das frases musicais, logo afirmadas corporalmente através do ritmo, respondem a uma música não audível mas sim perceptível. É provável que esta seja a explicação de tais improvisações e também a resposta ao que disse Willens quando soube da jovem surda: "Tem mais música dentro e traduz melhor que as que escutam". Algo importante para um músico é a experiência maravilhosa de mover-se com seu corpo como se este fosse um instrumento musical.

Violeta Gainza, uma importante pedagoga musical argentina, depois de um curso sobre dançaterapia, me disse: "O movimento com meu corpo e a música me mostram aspectos escondidos desta que estão ocultos para o ouvido e para a inteligência, apesar de reconhecer a partitura".

Defendo que, em virtude da vinculação entre a música e a dança, é indispensável o estudo do movimento do corpo por meio da expressão musical e creio que esse conhecimento é fundamental para a educação de futuros músicos, se é que consideramos que toda educação deva ser integral.

Os fatos relatados nas páginas anteriores me levam a pensar na necessidade de orientar experiências que permitam compreender a música com nosso corpo, sem passos preestabelecidos, sem relação entre ritmo e melodia.

Tratemos de entrar na música como se a comêssemos, sensibilizemos nosso corpo, pois só assim a música será uma coisa viva e não se produzirá unicamente no receptáculo auditivo senão que penetrará em nossa totalidade. Tudo isto — que parece tão difícil — o é na mesma medida do viver, mas vivamos com a música em movimento.

8. Motivação das Aulas

A maneira de motivar uma criança em idade pré-escolar ou escolar, um adolescente ou um adulto é buscar um agente mobilizador que responda, em cada idade e de acordo com a compreensão de cada grupo, à possibilidade de um encontro que sirva em forma progressiva. Quer dizer: quando estou frente a uma criança de 3 a 5 anos, começo a desenvolver a idéia de ir ao encontro de seu próprio corpo.

Ela deve sentir que pode se alongar ou contrair, que quando digo "É a minha mão que se move e passa por meu braço, e se aproxima do meu ombro e vai em busca de minhas cadeiras e se encontra com a perna que busca o pé", visualizo, por meio de uma palavra ativa, o próprio desenho de cada corpo e, ao ir a esse tipo de encontro, o reproduzo em uma forma interna que não tem nada a ver com a imagem diária frente ao espelho. Isso é o que necessita uma criança de 3 a 5 anos para saber que lentamente seu corpo se vai converter num instrumento; é necessário que seja visível, sensibilizando-o e compreendendo-o em qualquer idade.

A palavra mobilizadora tem enorme importância, deve ser síntese de idéias não estáticas, de tal modo que, quando a desenvolvermos através de uma imagem, surja nos grupos a necessidade de mobilizar-se.

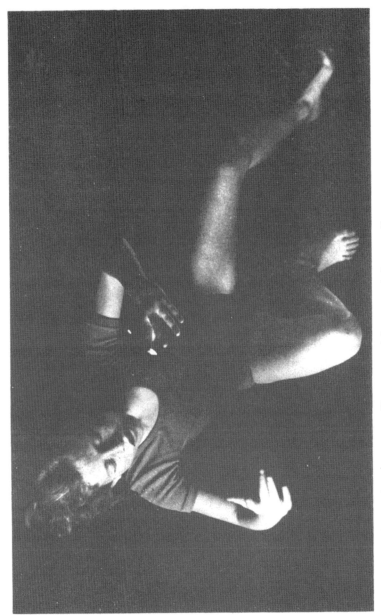

O som está em minhas mãos

9. A Meta: A Descoberta da Totalidade

Trabalho em primeiro lugar numa tentativa de verticalizar ou fazer descer o corpo; tratando de que se o faça com fluidez, partindo de movimentos que nasçam no tronco, nas cadeiras, nos braços ou na cabeça. Procuro fazer notar que cada parte do corpo pode ser independente e ao mesmo tempo ter relação; que, se movo um ombro, esse ombro tem relação com as costas e com as mãos e, se tenho consciência de que mobilizando minha mão mobilizo as costas e posso com ela me aproximar para *sentir a música que me ajudou nessa mobilização*, depois, quando me expresso em meu trabalho de improvisação, cada parte de meu corpo pode chegar a independentizar-se e a expressar-se por si mesma.

Essa seria a busca da totalidade, que é a meta.

Na primeira etapa do encontro, cuido para que os grupos comecem a ter confiança neles mesmos, que se vejam e se sintam reciprocamente. Não devem sentir-se observados nem sozinhos.

Vou dando essa confiança de forma gradual, enquanto permaneço em um ponto fixo, fazendo-lhes notar a importância dos pés, tanto como a da cabeça. E, frente a eles, tento viver o que digo, estimulada pelo elemento musical, que em cada aula é diferente. Depois de quinze minutos de trabalho, os grupos vão aumentando sua liberdade e começam a buscar o deslocamento: insisto então em cumprir primeiro no chão o trabalho de aquecer o corpo de outra maneira e compreender assim que o piso não serve apenas para nos sustentar mas que ele é outro plano no qual também podemos desenhar com nosso corpo; olhando os desenhos na madeira do assoalho, descobrimos o lugar onde logo nos moveremos em pé.

Só quando finaliza esta segunda parte começamos lentamente a sentir a exploração desse espaço onde nós vamos viver.

Nesse espaço não nos limitaremos a desenhar o que sentimos senão que, através de nossos encontros com saltos, com linhas ondulantes, com formas geométricas, vamos dar possibilidades mais amplas a esse corpo que vai sendo nosso instrumento.

O reconhecimento individual nos faz aceitar com alegria às companheiras e sentimos sua proximidade colaborando com elas, estimulando-nos com o grupo. Quando começa o trabalho de deslocamento, depois dos quinze minutos que dura o trabalho prévio, podemos então ir ao encontro da improvisação. Nela, as frases adquiridas na dinâmica da aula são já assimiladas por cada uma de forma diferente e, com o aumento do vocabulário corporal, podemos entregar nossa possibilidade de criação com confiança e segurança. É então quando a música, a percussão ou o canto se personificam e parece que nosso corpo se converte em um grande ouvido.

As crianças, adolescentes e adultos percebem essa grande orelha que foi estimulada com o mesmo estímulo musical durante a hora de aula e se sentem maduros para enfrentar-se com suas próprias imagens. Mesmo os mais pequenos percebem esta maturação e, dentro dos limites em que todos estamos enquadrados, cada um encontra suas próprias frases, suas próprias mensagens.

Este tem sido um trabalho verdadeiro, de profundo encontro psicológico, sem correções, sem assinalar defeitos ou virtudes: quando quero esclarecer algum conceito pouco compreendido pelo grupo, mostro em mim mesma erros e limitações próprias em busca da correção necessária e, sempre, com humor. As crianças riem comigo e, quando começam novamente a frase, a retomam melhorando por si mesmas o que não estava bem. Mas é na improvisação onde em realidade pode ver-se o assimilado e fundamentalmente transformado ou enriquecido com novas explorações. As improvisações fazem as crianças e adultos desejarem ser eles mesmos, pela expressão de seus corpos e sentindo a música à sua maneira.

Isto não se limita a enriquecer a parte individual de cada um, senão que todo o grupo, ao dançar e observar, aprende a gratificar-se com o trabalho próprio e o alheio. Este tipo de encontro real não se baseia nunca no competitivo mas na torrente profunda de conhecimento de cada um.

A resposta que obtive de uma menina de 10 anos — cuja mãe, vítima de poliomielite, se movia com muita dificuldade — é para mim um exemplo vívido de tudo que foi dito.

Isabel acusava o conflito que sua mãe vivia como um peso excessivo e, no decorrer de um ano em que veio ao estúdio, não consegui uma grande resposta expressiva. No entanto, ao terminar o curso, me trouxe de presente um desenho que ela mesma havia feito, imprimindo suas mãos e seus pés, molhados em tinta preta, numa imensa folha branca. Sua boca pintada de vermelho também estava estampada na composição: com sua letra desordenada, Isabel havia anotado: "Com eles canto e danço". Nós havíamos trabalhado com pés e mãos nas aulas mas sua ternura havia encontrado uma canalização afetiva mais profunda através dessa boquinha pintada que também havia necessitado expressar-se.

Talvez eu não tivesse conseguido estimular seu corpo tanto quanto sua sensibilidade, seu caráter expressivo, suas possibilidades de integração através do desenho.

Os materiais empregados para estimular cada aula ou compreender as possibilidades contrastantes que a música nos pode dar são os mais variados. A busca de material sonoro é de suma importância já que todos sabemos da influência que a música exerce sobre os estados anímicos e, em especial, se a queremos utilizar a nível do encontro corporal.

Busco sempre a melhor música, a que, decantada no decorrer do tempo, ficou já como história. Nunca apresento um exemplo musical sem antes tê-lo vivido em forma pessoal e límpida.

A partir de músicas do medievo, para flauta e tamborim ou alaúde, passo a formas contrastadas primitivas do folclore latino-americano ou africano. Quer dizer, em cada aula não uso em geral mais que um só exemplo; se, como disse anteriormente, tomei música medieval, na aula seguinte trato de trabalhar elementos de percussão para que as crianças, e também os adultos, sintam organicamente o contraste dos estímulos que escutam e os transformem de maneira diferente.

Se se trata da voz, que é de enorme importância, rastreio musicalmente nos valores telúricos da Argentina e do resto da América Latina. Do nosso, posso dizer que todas as canções do noroeste, executadas em tambor, bumbo e canto, são as que repercutem e se visualizam corporalmente com mais rapidez. Mas, não fico só no folclórico e minha busca chega à canção contemporânea, desde que traduza possibilidades de reconhecimento por parte de uma criança de 3 a 5 anos, para quem a melodia deve ser como um fio através do canto.

Procuro buscar gravações de diferentes instrumentistas do período clássico ou barroco. E Vivaldi ou Bach se fazem presentes como seres humanos dentro da aula. E existem realmente quando eu digo às alunas que eles vieram nos ver ou nos reconhecer em nossas danças.

Como a música é absorvida sem teoria, mas afirmada com a essência profunda da compreensão de cada um em relação com a imaginação, a criança não esquece jamais seu encontro com a música.

Porque, quando o corpo pode encontrar-se com idéias próprias, estimuladas orgânica e sensivelmente, tem a unidade e compreensão frente ao tempo. Não deixo de lado a música *beat*, a música que os garotos escutam no rádio e na televisão, mas escolho sempre a de melhor qualidade. E utilizo, da mesma forma, a música concreta, eletrônica e tudo o que o músico contemporâneo vai buscando, pois, por serem sonoridades de nosso século estão muito melhor assimiladas pelas crianças do que pelos adultos. Porque elas não têm convenções e são mais livres para aceitá-las.

Tudo isto faz com que as aulas sejam sempre muito diferentes: considero que mediante essa diversidade e por meio de um tempo de um ano de trabalho, se consegue — buscando os grandes contrastes onde a música gera o movimento — as possibilidades de observar a variedade psicológica de cada indivíduo para expressar-se com seu corpo em relação com o que vive e estimulá-lo pelo que escuta.

Não utilizo a música apenas; trato, além disso, de fazer com que os grupos compreendam também o valor que pode ter para mobilizar-se uma palavra, que pode ser nosso próprio nome. As palavras "mar", "vento", "nuvem", "árvore" são as mais elementares; quando se é maior, se apresentam "limite", "núcleo", "vida", "espaço" e também a pergunta "O que é o silêncio dentro de mim?"

Ficam, talvez, muitas possibilidades, mas, à medida que se avance e que nossa técnica corporal, unida à idade, adquira possibilidades mais amplas, o espectro musical se realizará também com maior amplitude.

Devemos exigir de nós mesmos um trabalho profundo de comunicação auditiva e sensorial antes de nos aproximarmos de alguém a quem devemos dar; melhorar o que temos para ir com idéias claras que se movem conosco, caminhando e vivendo a cada instante e à medida que as entregamos.

III
AS AULAS ATRAVÉS DAS IDADES

Quando somos crianças necessitamos mover-nos porque movendo-nos expressamos nossa vontade de rir, de chorar ou de brincar. À medida que crescemos, nosso corpo, pelos tabus de uma civilização que corrompe nossa necessidade de expressão, perde cada vez mais o desejo de mobilização. É aí que devemos recorrer, já adultos, a experiências para "melhorar o físico" em academias de ginástica, onde, sem pensá-lo, não só melhoramos como descartamos a energia acumulada por tantos "não" impostos. Mas, que maravilha seria se soubéssemos comunicar-nos com o nosso corpo, estimulados pelo desejo de expressar-nos com a música ou sem ela, mas fazendo do corpo um instrumento de comunicação entre o que queremos fazer, entre o que podemos fazer e entre o que vamos descarregando para podermos nos expressar. Vamos começar agora com a motivação expressiva do movimento na idade pré-escolar.

10. A Dança na Criança de 3 a 5 Anos

Motivação expressiva do movimento na idade pré-escolar

Coloco as crianças na minha frente. Realizo o primeiro encontro com elas através de movimentos amplos, de alongamento e contrações que nos levam a espreguiçar o corpo e a exclamar: "Olá, bom dia!" E com esse "Bom dia" unido ao "Olá, olá" que procuram o encontro, diferenciando-o de "Olita oh, la olita" que nos aproxima do mar..., começamos a ver que nossos corpos, contrastados pela forma de encarar uma mesma palavra pelo som e muito diferenciada como sentido, fazem estalar em risos a classe toda e assim começamos a desenhar nosso corpo primeiro pelos pés modelando como se fosse de argila, em seguida fora de nós no assoalho, mais tarde no ar; quando estão integradas as três formas, começamos a sentir que se pode dançar por si mesmo e tomamos o ar desenhado, que esteve todo o tempo estimulado pela música (pode ser um instrumento só, como violão, flauta ou piano) e as crianças começam a viver, desde a iniciação, a totalidade. Porque se lhes perguntamos de verdade e lhes dou um papel para desenhar e pintar, todos podem fazê-lo usando seu corpo de forma expressiva unida à música.

A essa expressão sucede a alegria do primeiro contato mútuo e das primeiras extensões. Daí, do eixo, partimos em balanceio à direita e à esquerda, como um pêndulo de ritmo único, unido e envolvente, conduzidos pelo canto que trato de ir induzindo no grupo:

"¡Din don,/ Batallón,/ Tirabuzón!"[1]

---

(1) "Din dão, / Batalhão / Saca-rolhão!"

Assim, brincando, surgem as primeiríssimas noções de equilíbrio e sustentação; plantados sobre os pés, recebemos uma corda grossa imaginária e resistente que nos ajuda nas flexões e, apoiados nela, se materializa em nossas vozes: "...Subo a cordinha, subo a cordinha e subo, subo. E desço, desço..." Podemos ir da direita à esquerda, sustentados por essa corda imaginária que vai ajudando-nos a manter o equilíbrio e o próprio controle.

Utilizo sempre as canções para crianças de minha própria infância:

"... Al don,/ al don Pirulero,/ cada cual, cada cual/ atiende su juego...."[2]

E este brinquedo, que é dança, traz felicidade e recordações à criança. Os alongamentos e flexões já unidos atuam com a palavra em um todo e eles se encontram em *seu mundo*, não contaminado e com a força riquíssima de movimentos que lhes são novos. Logo chegam as novas canções e vão transformando a aula.

Quero ressaltar como é difícil, para uma criança de quatro anos, a compreensão total de instruções tais como "Com seu pé direito introduza um movimento flexionado e, dando-lhe um tempo de espera, salte sobre ele com o outro". Se eu falasse assim para um grupo de crianças, levaria séculos para fazer-me entender. Por outro lado, quando parto daquela canção (que era salto sem sabê-lo):

"A la lata,/ al latero,/ a la chica/ del chocolatero..."[3] o ritmo que se produz impele o movimento e o realiza sem demora por meio da palavra-movimento e da percussão das palmas, uma vez que a letra localiza o ritmo.

Desses encontros, que me serviram e me servem de chave, vou resgatando minha infância que se faz presente cada vez que estou com as crianças. É importante esquecer-nos por completo do adulto que somos ao enfrentar um grupo de crianças tão pequenas, e a alegria deve ser autêntica para poder servir como base de qualquer trabalho com o movimento.

Novos saltos sucedem-se ao primeiro; o movimento de balanceio deve realizar-se também para cima e no espaço. Há canções que estimulam a busca do espaço:

---

(2) "...Ao dom / ao dom Pirulero / cada um, cada um / espera sua vez..."
(3) "A lata, / ao lateiro, / à menina / do chocolateiro..."

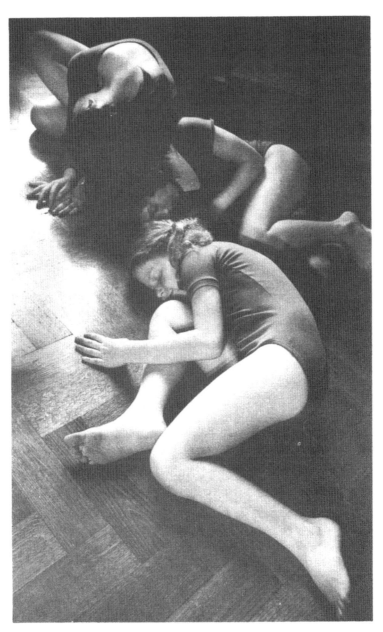

O silêncio está em mim

"Se va, se va,/ la barca.../ Se va, se va,/ el vapor..."[4] impele a criança a mover-se com um tempo de três por quatro, onde salta sobre suas pernas, direita e esquerda, sem nomeá-las e dando-lhes existência no canto.

E agora estamos no chão, e se inunda de imagens que queremos porque são nossas. Nos convertemos em bote; e um movimento de translação e de esforço e também pendular para a frente e para trás constroem sua forma:

"...remando voy,/ remando estoy,/ a casa llegando,/ a casa remando,/ llegando,/ remando..."[5]

Como é um bote de remos, os braços se estendem com força e fazendo com que nosso corpo se mova com o impulso de seu próprio motor.

Mas, acontece que já não temos remos: temos velas! Somos barquinhos brancos e as mãos se unem aos pés e...:

"Navega que va,/ navega que viene,/ navega que va, que va/ y con el viento se mueve.../ Adiós, adiós, adiós..."[6]

Em alguns casos, invento a canção no momento para que a criança sinta que a palavra e o movimento estão unidos, e utilizo qualquer tipo de melodia simples.

Sentado, atento, o garotinho — integrado na aula — desenvolve círculos sobre si mesmo, transportando-se sobre um espaço aparentemente fixo. Não lhes motivo com palavras mas com movimentos.

A enorme diferença que existe entre um bote e um barco se faz evidente através de balanceios, mas é importante também a diferenciação entre bote a vela ou barco com máquinas complicadas. Tudo isso que sugiro como aula-padrão para introduzir a criança no mundo do movimento deve ser intensamente vivido pela pessoa que o realize.

E, agora, vamos à água como elemento. A água se faz mar e vem até nós e nos transforma com seu vaivém; envolve nossos corpos e rodamos, movendo-nos como se fôssemos ondas. Estamos no mar e dali chamamos o vento que vem e nos move muito lentamente ou com muita rapidez, que nos

---

(4) "Vai, vai / a barca... / Vai, vai / o vapor..."
(5) "...remando vou, / remando estou, / em casa chegando / em casa remando / chegando, remando..."
(6) "Navega e vai, / navega e vem, / navega e vai, e vai / e com o vento se move... / Adeus, adeus, adeus..."

aquieta e depois, pouco a pouco, nos adormece 'chisssss!..." Fazemos todos esses sons com nossas bocas, de maneira tal que as crianças se acostumam a utilizar sua caixa de ressonância e os sons que seus corpos podem emitir. Estimulando-as mediante as imagens do mar e do vento, lhes pergunto "Como é o som do mar?" E elas respondem com sons que têm verdadeira semelhança. Para que a aula mude de ritmo chamamos o vento e, através de nosso corpo que se move, com a imagem sugerimos por contraste: o vento suave, vento forte, ritmos diferentes que transformam o movimento, sempre com a mesma imagem do mar. As crianças aprendem assim, por experiência própria, a diferença entre o mar sereno e próximo ou quando este abandona seu silêncio e ruge arremessando ondas fortes contra a praia. E não o aprendem só na imagem visual senão que viveram toda a sensação com o instrumento de seu pequeno corpo.

Estas palavras induzem sentimentos para produzir movimento, e geram, em trinta garotos que desenvolvem a mesma imagem, talvez uma mesma forma. No entanto, é necessário manter o sentido grupal porque no caso do "mar", cada criança está construindo uma única forma da imensa quantidade que este possui, todas diferentes e únicas.

O encontro vai se materializando sem música, pela atração permanente das palavras e pelo assombro que significa cada descoberta. Mas, segue adiante o trabalho; o mar desapareceu e agora, pela primeira vez, vou em busca da imaginação absoluta com um tema dado, não musical. Sempre tentei ver de que maneira podia verticalizar à criança sem que se quebrasse a magia de suas descobertas no solo; as palavras "nascimento" e por conseguinte "crescimento" me mostraram grandes possibilidades. Há que associá-las a uma semente, a uma planta, a uma flor: etapas que permitem à criança perceber o tempo vital do homem. As crianças, localizadas grupalmente, se "metem" na terra, fecham os olhos sentindo-se sementes. As palavras irão mobilizando-as: "Vai subindo uma plantinha", digo, e as crianças obtêm sua vertical criativamente, sem romper o ritmo adquirido.

"... Una hermosa plantita,/ va creciendo,/ va brotando,/ dentro de mí, dentro de mí./ Una hermosa plantitita/ va subiendo,/ va subiendo,/ dentro de mí, dentro de mí./ Sube, sube plantititita,/ hacia arriba,/ busca el sol.../Y se mueve!!! con el viento!!!/¡¡¡ Y se mueve con el sol!! "⁷

Aquele "Olá, bom dia!" do começo e este crescimento gradual da planta são uma unidade; e atua como se toda a aula fosse um só movimento.

Agora já estamos em cima. A partir dessa verticalidade devemos nos introduzir no espaço. A planta tem raízes que a fixam na terra; para desprendermo-nos delas, é necessário obter imagens mobilizadoras que nos façam sair do ponto onde estamos. "Como se faz uma nuvem?", pergunto. "Com ar!!!", me respondem.

Então tomemos o ar que nos rodeia, com as mãos, cuidadosamente, não permitindo que ele nos escape. Subamos os braços e, agora, todos juntos, sopremos! E o ar se converteu em nuvem: ai, como corre esta nuvem!!!

"... Nubecita, ¿dónde estás? / nubecita, ¿adónde vas?"⁸

E as crianças trocam de lugar e correm. Este é o momento de estimular cor e forma. As crianças desenham no ar o tipo de nuvem que desejam ser e, quando consigo a forma, lhes pergunto sobre a cor. Rosadas, lilás, vermelhas, azuis, brancas, as nuvens barrigudas ou magrinhas dançam em meu estúdio. Uma vez, uma garotinha de apenas quatro anos me surpreendeu: "Eu", disse-me, "tenho a cor do ar".

Todo esse trabalho é de absoluta criação; cada criança imagina e dá forma à sua fantasia.

Agora já estão no espaço sem temor, já sabem desenhar e conhecem sua cor; então nos transformamos em uma bola-de-encher.

"... Yo soy un globo,/ rojo y azul,/ rojo y azul./ Vino un pájaro/y me hizo ¡¡¡ PUM!!!"⁹

---

(7) "Uma bela plantinha / vai crescendo, / vai brotando, / dentro de mim, dentro de mim. / Uma bela plantinhinha / vai subindo, / vai subindo, / dentro de mim, dentro de mim. / Sobe, sobe, plantinhazinha / para cima, / busca o sol... / E se move com o vento!!! / E se move com o sol!!!"
(8) "Nuvenzinha, onde estás? / nuvenzinha, onde vais?"
(9) "Eu sou uma bola, / vermelha e azul, / vermelha e azul. / Veio um pássaro / e me fez BUM!"

Estamos em roda aberta e as crianças-bolas-pássaros caem no chão. Estas sucessivas quedas e recuperações vão enriquecendo psicologicamente a criança, vão lhe ensinando algo que lhe será muito útil quando grande: cair sem se machucar e recuperar-se.

Quando, ocasionalmente, alguma bola se desinfla cai pesadamente, como um elefante, nossas risadas e a observação que fazemos sobre como se desinfla de modo suave uma bola, à medida que perde muito lentamente o ar, produzem a correção de uma maneira divertida e grupal. Isto se realiza em essência pela própria auto-observação de cada criança e com a ajuda de algum elemento que eu possa induzir. *Jamais corrijo uma criança:* mostro em mim mesma os movimentos que não foram bem compreendidos, e isso é suficiente. Trabalho permanentemente sobre linhas de contraste por considerar que, frente a uma pergunta, há sempre uma resposta e nosso corpo, através do movimento, nô-la dá ininterruptamente. Creio que esse conhecimento, essa certeza de pergunta e resposta, deve estar sempre presente como movimento. Por isso, uma criança de quatro anos pode absorver movimentos contrastados que executa com seu esforço em direção à criação.

Podemos utilizar o zoológico, onde encontra os animaizinhos que quer e com os quais pode brincar.

A tartaruga, com sua lentidão e suas contrações, é uma pequena figura redonda, dobrada sobre si mesma, que de cócoras se contrai e estica:

"Tortuguita,/ chiquitita,/ saca la cabeza/ y la mete dentro..."[10]

Também aparece dona Girafa com grandes alongamentos, e assim desfilam a cobra, o elefante, a gazela, a pantera; motivos para mudança de ritmos onde se dá existência ao salto e movimentos no solo, lentos ou rápidos.

Para cada um se introduzem ritmos e formas diferentes que devem ser bem sentidos por eles. "A gazela é igual ao elefante?", "Qual é a diferença? Forma, tamanho? Algo muito mais importante: uma corre com grande rapidez e o ou-

---

(10) "Tartaruguinha, / pequenininha, / cabeça pra fora / cabeça pra dentro..."

tro, que é gordo e pesado, se move dificultosamente". Isto se faz sem falar de ritmo: já está presente no movimento daqueles animais que estamos vivendo. Assim, as crianças descarregam sua agressividade em uma pantera feroz e se relaxam em uma lebre tímida. Os grupos são visualizados pelos movimentos que vão adquirindo e se enriquecem quando observam os outros a trabalhar. E, durante esse tempo, marcam com palmas os ritmos novos que fazem surgir os novos animais.

Novos elementos buscam saltos e o canto nos aproxima deles:

"¡Que llueva,/ que llueva!/ La vieja está en la cueva,/ los pajaritos cantan,/ las nubes se levantan./ Que sí...!"[11]

A utilização das canções de infância é parte medular no trabalho de conduzir a criança à criação e dá origem ao reconhecimento de si mesma. Mas não é só isto o que utilizamos no ano de trabalho. O barroco espanhol (onde a flauta e o alaúde se fazem presentes), o folclore de distintos países ou a música *beat* permitem que a criança reconheça e dance esses sons que parecem vivos. Mas, isso sim, tomo um só exemplo musical durante toda a hora de aula para que ele possa ser assimilado plenamente e chegar assim à improvisação.

Quando menina, o que mais ambicionava era sair pra rua. Para mim, esse sair pra rua significa dançar as canções das crianças, era o caminho da minha liberdade, do esquecimento do *não*. Não mais havia "María, no se mexa, fica quieta, María, se te vêem os joelhos..." E eu queria dançar! Essas canções estavam em meu sangue e no de meus amigos e — talvez por isso mesmo — as fui recuperando e entregando-as a outras crianças de uma maneira nova e rica, através do movimento.

O grupo está bem estimulado e é então o momento de *improvisar*. Agora participamos de outra maneira; a professora, durante esta parte coletiva da aula, alheia de si mesma, pode apreciar a imaginação, a individualidade e a assimilação de cada criança. Quando elas fazem pela primeira vez uma improvisação, lhes digo: "Vocês sabem divertir as visitas? Vocês gostam que um dia de sol tenha chuva ou que num

---

(11) "Que chova, / que chova! / A velha está na cova, / os passarinhos cantam / as nuvens se levantam / Que sim...!"

dia de chuva saia o sol? Agora podemos inventar o que sentimos com o canto, com o corpo, com a música. Dentro de nós está tudo isso, comecemos!" Não os faço improvisar sozinhos. Formo grupos de 4 ou 5 crianças e ali se produz a maravilha da iniciação criadora desses seres não contaminados pela repetição mecânica do movimento. Seu eu corporal tem respostas com relação à música que lhes serviu de estímulo.

Estímulos audíveis

Um dos problemas importantes que surge no decorrer da aula, com crianças ou adultos, é a presença das diferentes tensões físicas e psíquicas trazidas da vida diária e que, unidas ao encontro de movimentos desconhecidos, vão contraindo os corpos até esquecer a respiração. Quer dizer, o interesse em realizar o movimento, sobretudo no início, faz com que nos esqueçamos de respirar naturalmente. Aqui é necessário, para responder a essa tensão e esse esforço, um controle de nossa respiração. Quando a classe começa a sentir que cada movimento realizado está unido, de forma perfeita e harmônica com a respiração, ela vai canalizando e adequando cada movimento e isso produz, de maneira gradual, equilíbrio e ritmo interno.

Somente partindo da integração que cada um tem e escutando constantemente seu ritmo, o movimento — quando chega o momento da improvisação — se faz próprio e sem tensões, produzindo essa harmonia e esse equilíbrio que (volto a repetir) não se realiza do exterior, mas de dentro. O mundo emocional de uma aluna de qualquer idade permite ver as mudanças que se vão produzindo; estas se concretizam especialmente na parte da aula que lhes é apropriada, nessa improvisação onde as tensões e as angústias psíquicas se desfazem e aparecem através da comunicação. Dessa maneira, o mundo emocional de cada grupo permite que o esforço muscular se torne expressivo e se concretize em plenitude com o movimento. Quanto mais unidos estivermos ao que intimamente somos, mais possibilidade teremos de nos comunicar e ser felizes.

Sempre tenho muito cuidado de não exigir esforços desnecessários de crianças ou de adultos. Sempre necessito compensar uma grande extensão e uma grande carga com uma relaxação e uma respiração unidas. Das crianças não se pode cobrar movimento que elas não compreendam; movimentos que, através da força, não tenham sentido. Temos que estar alertas e equilibrar suas possibilidades tratando de unir seu próprio mundo — quer dizer, o mundo da criança — com essa busca de encontro expressivo onde, em alguns casos, a música estimula. É incrível ver as transformações produzidas nos diferentes grupos depois de se haver desenvolvido movimentos que descarregam grande quantidade de energia. Digo, então, a uma criança de 3 a 5 anos para voltar ao essencial e buscar a respiração: "Bom, agora nosso corpo está cansado mas não se esqueceu de algo. O que temos acima da boca? Dois buraquinhos que são o nosso nariz. Vamos tomar todo o ar através deles e vamos afrouxar, afrouxar, afrouxar. E meu corpo é de trapo, de trapo, de trapo e me chamo Garabato". O corpo se distende, se afrouxa e descansa. Somente assim, estando muito atenta, chego a sentir que tudo está controlado e não exclusivamente através da cabeça mas através da sensibilidade do grupo, pois, cada grupo nos dá a sua tônica e nos ensina a compreender a necessidade básica de controlar, entregar, expressar, criar, respirar e, sobretudo, levar a aula adiante sempre com alegria renovada, com energia criadora.

Criar, transformar e transformar-se. Como dar à criança o que a palavra tem em profundidade? De que maneira impulsioná-la depois de haver praticado infinitos movimentos para se liberar do aprendido e se entregar à sua própria criação? É difícil, mas acontece em cada aula.

"O espaço é nosso amigo." Esta é uma frase que ajuda, que faz as crianças alcançarem uma dimensão na qual desde o começo sabem que com seu corpo podem desenhar e pintar no ar. Mas, de tudo o que recebem, o mais importante é esse momento (depois de haver trabalhado durante uma hora) em que as aproximo do gravador do qual recebemos tantos sons apreendidos com nosso corpo, e lhes sugiro algo: agora que tudo isso é nosso, deve mudar e mover-se com o canto, com o ritmo, com esses fios invisíveis que vêm nos buscar com a música... É então o momento em que cada criança toma *seu* movimento e o transforma.

Desde o início faço-os sentir que nosso movimento nunca está só; que quando nos movemos, há sempre alguém que recebe e alguém que nos dá; assim é quando, em grupos de duas ou de três, cada menina com sua própria individualidade entrega na improvisação seu eu interior em descobertas para o grupo que as vê e para elas mesmas.

Projetam-se sem esforço, sem vacilações, porque durante essa hora anterior estiveram "comendo" a música e os estímulos usados. Essa matéria, sonora ou silenciosa, está no interior de cada um com idéias ou imagens novas, e estas nos ajudam a desenvolver a imaginação unida a uma realidade que nos rodeia. Os temas podem ser muito variados; não acredito na música feita especialmente para crianças. Acredito na música: a boa música. Ela é dada por criadores clássicos ou contemporâneos e é reinventada por crianças que a sentem viva e chegam a uma nova compreensão musical onde o movimento entra como integração sonora.

Em minhas aulas utilizo folclore do mundo, *jazz*, música eletrônica, contemporânea e clássica; não penso jamais que a música que eu gosto e sinto viva não possa ser captada pelas crianças.

Outra das coisas que cuido para que haja unidade entre um grupo e outro é que, quando um deles acabe sua improvisação, entregue a música, simbolicamente, com suas mãos, ao outro grupo que está sentado. Essa participação estimulada desde pequenos faz compartilhar uma unidade grupal que impede a formação da presunção. Acabou-se a idéia de dançar como exibição. Dançamos para ser nós mesmos. Para criar e para entregar aos demais, desde bem pequenos, a partir dos três anos e para toda a vida.

Sem dúvida, esta é a parte fundamental da aula. Serve-me para avaliar a assimilação e a transformação que se produz no nível de cada criança desde seu primeiro encontro no estúdio. O importante é estar com elas não como juiz mas ligada em suas limitações e apoiando as imagens que lutam por brotar e que finalmente aparecem.

Cada nova descoberta delas me inclui no grupo de tal maneira que, sentada junto dessas meninas, sinto não ter idade e participo com elas dos mesmos esforços e das mesmas limitações. Toda minha existência se funde em seu trabalho. Vê-las atuar no abandono da criação, preocupadas em expressar-se depois de terem trabalhado uma hora com consciência e alegria, sentir que recebem um maior conhecimento da técnica — que não as mecaniza mas que lhes vai dando maior liberdade de expressão — me convence de que, por esse caminho, o encontro da criança com o movimento e a criação se converte em realidade.

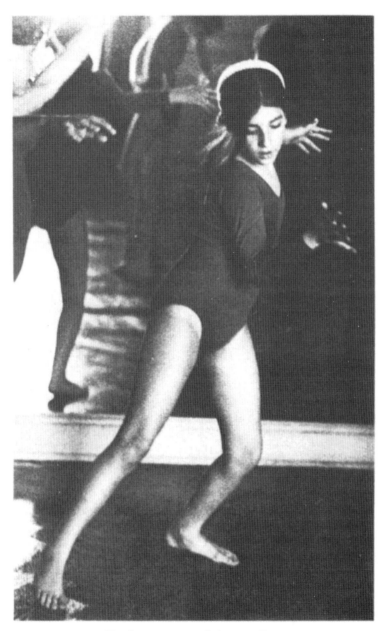

Tenho-o em minhas mãos

11. A Dança no Adolescente

A necessidade de expressar-se é o patrimônio do ser humano; na adolescência, ao provar as novas experiências de edsenvolvimento físico-psíquico que o envolvem, o adolescente fecha suas comportas. A dança, considerada como criação total desde o primeiro encontro na aula, faz com que o adolescente se esqueça de seu corpo e comece assim a compreendê-lo, tomando consciência do espaço que o rodeia enquanto busca sua própria expressão.

Em geral, quando se fala do ensino de dança, pensa-se em um grupo de adolescentes que trabalham com esforço e tensões exageradas por meio de uma técnica escolástica. No encontro com a dança, trato de que o esforço seja nada mais que o necessário para reconhecer o corpo, de modo tal que sempre se encontre envolvido pelos estímulos musicais e pela alegria de expressar-se.

De que forma organizo isto? Desde o momento em que o grupo entra no estúdio começo a mobilização através de estímulos musicais, o que se consegue mediante movimentos cujo sentido é adquirido em resposta à energia reveladora da música. A aula vai se desenvolvendo por meio de frases que buscam a criação e que são utilizadas como a música, o silêncio, a palavra ou as percussões. Estes elementos fazem o grupo de adolescentes sentir-se compenetrado de necessidades diferentes através de formas concordantes com os estímulos que se vão apoderando dele.

Eles se entregam por completo a esse corpo que, anteriormente, não tinha capacidade de expressar-se; ao mesmo tempo vão descobrindo um novo sentido e o encontram na própria expressão através da improvisação.

83

Se em todas as etapas do homem — desde a primitiva até a de nossos dias —, o movimento e a dança formam parte de uma necessidade motriz e espiritual, é na adolescência que estas manifestações são sentidas como imprescindíveis: com efeito, os ritmos de crescimento físico e psíquico desequilibram muitas vezes a possibilidade de um bom encontro do adolescente com seu corpo. Podendo expressar-se através dele com a dança, se pode obter equilíbrio nessa etapa. Quero recordar aqui o exemplo de uma adolescente de 15 anos que tinha grandes tensões por causa de seus quatorze quilos a mais. Ela me disse depois de um tempo: "Quando comecei minhas aulas de dança não podia ver minha imagem no espelho porque sofria ao comparar-me com minhas companheiras; via meu corpo pesado e sem graça. Depois de um tempo, nada mais que ontem, quando improvisei no final da aula, tive consciência de que algo se modificava em mim. Pude olhar-me no espelho e, pela primeira vez, sorri às minhas próprias imagens. Agora posso dizer que sou feliz. Quando saio do estúdio e volto para casa sinto-me unida a meu corpo, e essa alegria me acompanha".

Essa mesma jovem encontrou sua imagem através de sua própria expressão e começou a desejar as mudanças físicas que, antes, por regimes e drogas não aceitava, e hoje é psicóloga. Finalizou sua carreira com um corpo transformado e belo que em nada lembrava a gorducha complexada de antes e hoje, junto com sua profissão, se dedica ao ensino de expressão corporal para crianças.

Os adolescentes compreendem, em suas primeiras descobertas, que o corpo pode ser utilizado por meio de formas expressivas estimuladas pela palavra ou pela música; o temor de expressar-se vai sendo superado pela necessidade de adquirir essa nova linguagem que tanto os atrai. O corpo não só vive novas emoções senão que necessita descarregá-las e, além disso, simbolicamente nesse espaço onde se encontra, vai adquirindo uma realidade e uma força na qual compreende que pode desenhar e também projetar seus sentimentos. Tudo isto não se aprende em uma aula; pelo contrário, requer uma tarefa paciente, lenta e laboriosa. Cada dia se descobre e se entrega algo. Os adolescentes saem das aulas com a sensação de que conseguiram expressar-se e cada vez se sentem mais livres. Este trabalho repercute não apenas no plano individual mas também na vida familiar e educacional. Seu corpo melhora, adquire segurança e beleza e, ao mesmo tempo, o adolescente descobre que pode ser criador de seu próprio mundo através do corpo que dança. Esta compreensão equilibra sua capacidade emocional e melhora suas relações com os demais.

O que me disse aquela aluna gordinha, somado à minha experiência de muitos anos, permite-me falar de dançaterapia. O adolescente, ao comprovar sua mudança graças ao conhecimento da dança, modifica sua relação com o corpo e com o mundo. A dança, encarada desse modo, constitui uma terapia, já que toda modificação favorece o indivíduo quando se busca uma integração equilibrada e total.

12. A Dança na Universidade

Sempre desejei dar minha experiência com a dança, não no nível do estúdio privado mas no nível do ensino comum, desde o jardim de infância até a universidade. A cada mudança política que se produzia no país minha esperança adormecida se renovava. Assim, em 1960, depois de apresentar montes de papéis que se converteram em processos, depois de ver o então reitor Risieri Frondizi e de convidá-lo para espetáculos e seminários, vi finalmente realizar-se o meu sonho. Na universidade podia criar-se um curso experimental para desenvolver a dança contemporânea e organizar no futuro um balé de câmara da universidade, como os que existem no México e no Chile. Depois de múltiplas complicações, o seminário começou. Nessa época, já estavam funcionando, desde algum tempo, departamentos de teatro, cinema e música. Fui nomeada diretora e professora do departamento de danças, que nem sequer tinha nesse momento um lugar físico para dar aulas. Na primeira convocação para inscrições houve trezentos candidatos e isto deu respaldo ao que eu vinha afirmando: a necessidade que o aluno universitário tem, que leva uma vida estática, de conhecer o movimento como possibilidade contrastante para utilizar sua inteligência e seu corpo de outra maneira. Mas continuávamos sem encontrar um lugar para ministrar o curso. Por fim, no que hoje é o Hospital Escola General San Martin me deram uma sala que podia utilizar três vezes por semana durante três horas. O grupo de alunos era numeroso e necessitei de outra professora pois sozinha eu não dava conta. Escolhi Cecília Boullaude e comecei o trabalho com muito entusiasmo.

Minha cabeça trabalhava mais rapidamente que o relógio e já me via como coreógrafa desse balé que surgiria dos bancos universitários: a realidade se encarregaria de demonstrar quão equivocados eram meus sonhos. As condições de trabalho eram as mais adversas que se possa imaginar; os salários baixíssimos não compensavam o intenso trabalho que realizávamos com Cecília, nem as fitas magnetofônicas que eu devia gravar e levar, ou os gravadores, ou todos os elementos necessários para melhor rendimento dos grupos, e que eram, certamente, trazidos por mim. A realidade de uma universidade onde faltava o espaço vital para meu trabalho me limitava permanentemente: não havia banheiros, não tinha a chave do lugar onde dava as aulas, se sobrepunham os horários. As coisas chegaram a ser tão hostis que me vi obrigada a formular uma reivindicação: se não me proporcionassem um lugar adequado para o seminário, este seria fechado. Tinha que ser um lugar bem grande, e que fosse possível utilizá-lo entre as sete e dez horas da noite. Tive de encarregar-me pessoalmente da busca; percorri Buenos Aires, visitei infinitos estúdios de dança e salões para alugar até que alguém me disse que na rua Sarmiento onde estava a sede da Associação dos padeiros tinha um grande "salão para festas", que podia ser utilizado para o que eu queria. Fui falar com o pessoal dessa associação; se surpreenderam bastante com o meu pedido mas pudemos chegar a um acordo e aluguei o lugar. Ali o seminário prosseguiu durante quatro anos, entre os olhares atônitos dos padeiros que chegavam para realizar seus negócios e se encontravam com gente jovem de malhas coloridas. No entanto, sempre respeitaram muito meu trabalho.

Conservo alguns filmes daquela época onde aparecem aqueles três grupos divididos em cursos de iniciação, elementar e superior. Entretanto, a universidade mudava de reitor e tive de convencer então o novo reitor acerca da importância da dança. Novamente tive de redigir informes, levar mais papéis, aguardar novos trâmites burocráticos. E outra vez achar um local adequado para as aulas pois os padeiros decidiram não mais alugar seu salão. Infiltramo-nos então em um estúdio de danças. Ali organizei um pequeno grupo de câmara de 25 pessoas, algumas das quais são hoje dançarinas profissionais ou gente de teatro. Marilú Marini, Juan Falzone, Ana Kamien nasceram desse grupo e hoje seguem caminhando com seus próprios passos. Mas, o mais importante foi que, com este grupo, pudemos dar aulas ilustradas sobre a importância da comunicação através da dança e sua relação com a música. Creio que nas faculdades de Filosofia, Medicina, Odontologia e Ciências Físicas e Matemáticas perdura ainda — nesses recintos solenes que transitamos de maneira insólita com nossas danças — algo do que levávamos como mensagem. Acredito até hoje: a universidade deve ter sua faculdade de artes. Porque um profissional qualquer — médico, odontólogo ou educador — deve reconhecer seu mundo sensível, evitando assim, algo tão comum em nossa época, que é o de muitos — muitíssimos — profissionais comprarem quadros porque isso significa um investimento, ou irem a um concerto por dar *status*, sem que nunca tenham chegado a sentir a maravilha de descobrir plástica de forma musical e corporal, e todo o mundo sensível que está neles mesmos.

Este sonho ambicioso acabou, não por minha vontade, mas devido às circunstâncias em que vivia o país. Em 1966, "a noite dos canhões", todo o grupo de professores renunciou em massa. Meu seminário — meu apesar de que não me pertencia — veio abaixo, como vieram abaixo muitos valores tão importantes daquele grupo de pessoas que ensinava na universidade.

Sempre fui solidária — sigo sendo-o — com movimentos que acreditam na justiça e na verdade. Por isso, minha assinatura foi bem dada, mesmo que nunca encontre consolo pela morte daquela linda iniciativa que espero possa renascer um dia.

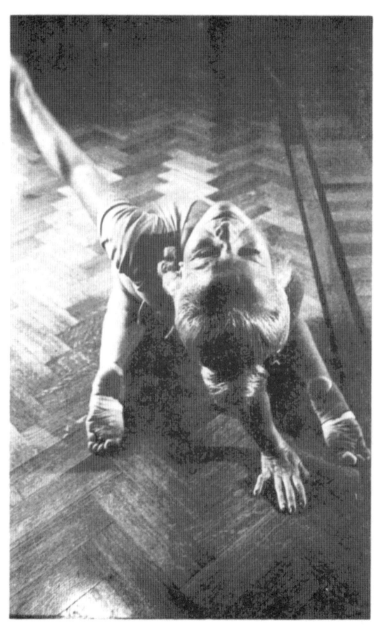

O tempo não existe

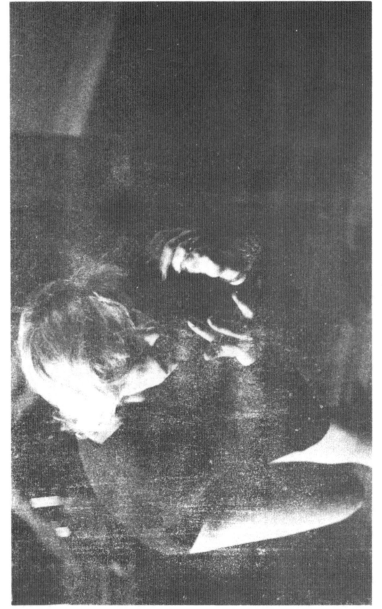

O tempo existe, sim

13. A Dança no Adulto

Os adultos chegam à dança com uma postura própria: eles vêm com vidas sedentárias, com rígidos preconceitos, com problemas psíquicos e com nostalgias de uma juventude passada que aspira movimentar-se. Algumas vezes se aproximam de meu estúdio pessoas de mais de 40 anos, depois de haver cumprido uma boa parte de sua missão na vida, com filhos já universitários, casados, trabalhando. Chegam com o desejo de saber se elas, ou eles, podem alcançar a possibilidade de se comunicar através do movimento de seu corpo. "Posso fazê-lo em minha idade?", me perguntam. É certo que sim. Para expressar-se não há limites de idade.

Uma pessoa adulta pode integrar-se com seu corpo para conseguir reconhecer possibilidades insuspeitadas que afloram mediante o estímulo da música, da percussão ou da palavra. Depois as vai transformando lentamente à medida que aceita seu corpo maduro e sente que responde, e se vê estimulada por movimentos que descobrem energia criadora. Sente que a angústia produzida pela idade e falta de mobilização entram em outra etapa através destes encontros. Estas mudanças, que logo utiliza na improvisação, tornam possível desenvolver no adulto seu mundo interno, o qual se transforma em alegria e aceitação.

Há pouco tempo tive em meu estúdio uma interessante experiência com uma profissional de mais de 40 anos que trabalhou comigo durante um ano em aulas coletivas até adquirir uma linguagem própria. Era uma pessoa com dificuldades de comunicação e sem nenhum conhecimento da dança; além disso, não tinha nenhuma esperança de poder alcançá-lo. Ao finalizar o curso cada uma das alunas devia apresentar um trabalho de improvisação e, como resposta ao que foi assimilado durante o ano, ela trouxe a apresentação mais original. Com o ritmo de uma cavalgada, que ela própria compôs e cantou, dançou seus movimentos e estes conseguiram uma grande expressividade. Para dar uma idéia aproximada, já que não é possível reproduzir sua dança, transcrevo a letra da cavalgada; ela expressa a mudança extraordinária experimentada pela aluna à medida que fez seu corpo participar.

A velha lebre

Eu sou a velha lebre;/ vim do Norte para a Capital/ para de males sarar/ pois lá na minha aldeia,/ não os pude curar./ Por sentir-me velha e feia,/ até o espelho um dia rompi./ Essas rugas que tens/ de teu interior, de dentro vêm,/ tanto castigo e aflição/ te enrugaram o coração,/ tanto castigo e aflição,/ te deixaram como acordeão.

Viu-me a linda bruxinha,/ não me expulsou e me deixou passar:/ "Mova essas pernas, filhinha,/ devagarinho, que elas não vão quebrar./ Abra essas mãos, filhinha,/ que o arado elas não estão a segurar./ Abra os olhos, filhinha, para o mundo enfrentar./ Mova esse corpo com garbo,/ que não estamos na procissão".

E assim despassando, despassando,/ todo o corpo se moveu,/ pernas, braços, mãos, rosto,/ e até o coração falou.
Já posso sentir o ritmo/ da água, do vento, do ar e do Sol./ E até o silêncio temido/ esperá-lo com devoção./ Já me vou para minha aldeia/ onde me espera meu velho Ramon./ O único medo que tenho/ é de matá-lo de sufocação,/ o único medo que tenho/ é de matá-lo de tanta animação.

IV
DANÇATERAPIA

14. Experiências de Dançaterapia

A mobilização, tanto com crianças como com adultos, é sempre de caráter psicológico, mas isto não implica uma posição terapêutica preestabelecida. Melhor a chamaria de profilática. Se se utiliza o conceito psicológico, não é habitualmente para curar ninguém, mas para que esse alguém se ponha a salvo do risco da enfermidade; e enfermidade nesses casos seria não reconhecer o corpo, sua possibilidade expressiva e sua evolução em relação à idade que se tem. Mas, em alguns casos, meu trabalho de comunicação e de expressão com o corpo se complementa com um tratamento psicoterapêutico, que faço com médicos especializados. Quero deixar aqui presente que a necessidade do adulto de expressar-se através de seu corpo é uma necessidade imperiosa, pois com o passar dos anos, o adulto, especialmente, restringe seus limites corporais e psicológicos. Somente arrancando e desenvolvendo as possibilidades internas e físicas que temos, podemos equilibrar-nos. Quer dizer, devemos buscar a integração como seres humanos.

A expressão e a criação no nível do corpo são próprias do ser humano, qualquer que seja seu estágio cultural ou qualquer que seja sua condição física. A necessidade de mover-se é parte da pessoa e quanto mais seja ajudada a expressar-se, mais benefícios obterá para o resto de suas atividades em sua vida privada ou social.

É interessante que relate um curso que dei recentemente no INEF (Instituto de Educação Física, na Universidade de Madrid) onde me convidaram para que desse aulas a estudantes do último ano de educação física, que intitulei de "Sensibilização no nível da expressão corporal". Era um grupo de jovens profissionais do esporte,

97

de 20 a 25 anos, com corpos belíssimos e muito bem treinados na atividade desportiva. Quando me vi frente a esses 30 jovens, não sabia se o movimento, considerado de um ponto de vista diferente, poderia interessar-lhes. Comecei com todos eles estendidos no piso do grande salão do Instituto, coloquei música de Erik Satie, uma música lenta para piano, e pedi que fechassem os olhos porque queria apresentar-me a eles através dessa música. Assim o corpo responderia *não a diretivas técnicas* mas poderia encontrar a necessidade de mover-se com a música localizando-a nos braços e mãos. Sempre com os olhos fechados, deviam ir conectando-se com o que estava fluindo na música. A visão que eu tinha do grupo nessa primeira aula era de uma grande intranqüilidade, com um evidente desejo de negar-se a este trabalho, posto que estavam habituados a mover-se de uma maneira preconcebida, com um corpo disposto a responder a ordens que não eram produzidas pela sensibilidade. Como eles tinham os olhos fechados, não podiam perceber o que faziam os companheiros; então a música foi lentamente absorvida pelo corpo: os braços, enormes, musculosos, fortes, foram tomados pela música e se sensibilizaram no nível da expressão. Essa experiência durou quinze minutos até que, baixando o volume, fiz desaparecer a música. Lentamente voltaram ao corpo. Fiz com que se sentassem e abriram seus olhos assombrados. Descobriram nesse curso — que durou 20 dias — algo que o líder do grupo expressou sorrindo: "María", disse-me, "com tudo o que conheço de meu corpo através do esporte, é a primeira vez que o sinto".

Isto assegura que, mesmo a pessoa que conhece muito seu corpo, como neste caso, ignora uma grande parte dele que não foi explorada e com a qual alguém pode integrar-se em totalidade. É a parte sensível e inconsciente, que em especial os homens — não só os desportistas — têm grande dificuldade em aceitar. Para mover-se dessa maneira é necessário abrir espaços e aceitar-se, e aceitar formas de reconhecimento de seu mundo interno que podem descarregar-se de maneira espontânea para sentirem-se criadores.

O que aconteceria se um garoto de sete ou oito anos dissesse a seu pai que quer ser dançarino? Seguramente provocaria uma desgraça familiar e, a absurda idéia de que a dança é uma necessidade feminina, faria com que o menino se sentisse desequilibrado frente a uma necessidade que é própria do ser humano.

Vamos à história e vejamos a importância que tiveram as danças tribais nas quais o homem era o iniciador; ele realizava através de seu corpo o encontro com a divindade e as iniciações na adolescência. Damo-nos conta até que ponto nossa pseudocivilização fez com que os nossos pequenos varões fossem inibidos por uma educação decadente, que vai sobretudo contra seu corpo e sua sensibilidade.

A esse menino que apresente a seu pai o problema ("Papai, eu quero dançar") é muito provável que aquele, horrorizado, mande-o a um clube para praticar judô. O menino tem enorme necessidade de responder ao sensível que nele existe e adequar sua afetividade expressiva através de um movimento que esteja de acordo com sua própria evolução. Se propomos que nosso sistema educacional deva modificar-se, não devemos deixar de lado a enorme importância que significaria para nossas escolas públicas a implantação dessa nova concepção e, dessa forma, dar seminários que preparem também os educadores.

As crianças — vamos falar genericamente — entendem o impulso criador e liberam, estimulados pela música ou pelas palavras, a descoberta do eu interior. Como são mais livres, podem penetrar pela música para percorrer originalíssimos caminhos de busca: com efeito, seus medos são menores que os nossos e lhes resulta mais fácil que a nós, os adultos, levantar a ponte de incomunicabilidade.

As diversas etapas da mobilização através da criação permitem à criança, ao adolescente ou ao adulto um maior conhecimento de si mesmo e lhe outorgam segurança e alegria para reconhecer movimentos produzidos por eles em forma criadora; e, sobretudo, exteriorizar as angústias, vencer as forças agressivas de todos aqueles elementos que subconscientemente queremos afastar de nós. A experiência realizada em aulas com crianças heterogêneas, afetadas por problemas diferentes, me autoriza a considerar a dança como uma autêntica terapia.

Tenho grande satisfação cada vez que comprovo que, graças à improvisação e à comunicação das experiências individuais, se adquire um sentido grupal, onde todos colaboram, e que é recebido pelo grupo transformando em alegria todo impulso criador que cada um leva dentro de si.

15. Dançaterapia com Surdos

O silêncio pode ser dançado

O espaço que nos rodeia é um elemento vivo e pode converter-se em algo sensível se utilizamos nosso corpo como instrumento. As músicas mais primitivas ou as contemporâneas podem ser reconhecidas nele, e seu conhecimento adquirido por diferenciação progressiva de elementos contrastantes leva à união da música com o movimento, enriquecendo nosso mundo interior. Mas existe também o mundo do silêncio e o silêncio pode ser dançado.

Para nós, ouvintes, talvez essa possibilidade seja difícil de compreender porque nosso silêncio é um luxo. Nós o realizamos quando queremos, mas jamais é total. Nossa memória auditiva o faz impossível: não nos permite esquecer vozes, ruídos, palavras ou músicas.

Falemos do outro silêncio. Do silêncio real cuja existência tenho conhecimento por minha proximidade com gente não ouvinte. Ela sim conhece o caminho mobilizador do corpo através do silêncio; escuta sua respiração e o ritmo de seu sangue e consegue transformar seu próprio movimento em dança.

Quero contar de que maneira a vida me brindou o encontro com uma menina surda junto a quem pude penetrar no mundo maravilhoso do silêncio.

Foi por acaso. Depois de haver realizado um espetáculo, convidada para uma reunião pelas pessoas que haviam organizado o recital, encontrei-me com uma criatura de 4 anos com uns olhos negros povoados de medo. Interessei-me por seus olhos apavorados e então me disseram que era surda.

101

Minha pele se esfriou repentinamente, senti-me impressionada. "Talvez possa ajudá-la", me disse, e este pensamento levou-me a propor a seus pais que a levassem ao meu estúdio uma vez por semana. Considerava que pelo caminho do silêncio, onde eu havia realizado danças, poderia talvez encontrar-me com essa menina de olhos negros e, quiçá, ela pudesse expressar-se através de seu corpo.

Comecei com ela uma longa aprendizagem. Frente a Letícia me dei conta que eu mesma tinha tanto medo quanto ela. Comecei o primeiro encontro fazendo movimentos pantomímicos que ela olhava muito séria e, ligeiramente espantada, com minha exuberância e meus desejos de aproximação. Observei que por esse caminho não poderia tirá-la de seus tremendos gritos e de seu desinteresse: nos encontros seguintes tentei então mobilizá-la através de minhas danças e não pelo caminho da imitação. Meus sucessivos fracassos me animavam a prosseguir; a angústia de seu olhar me perseguia durante toda a semana e me fazia lutar para tratar de compreendê-la. Em nossos encontros, eu tratava de estimulá-la por meio de danças feitas especialmente para ela: assim, utilizava elásticos coloridos, bolas e bolinhas. Notava seu interesse em ver-me mas não em realizar movimento algum. Comecei a sentir sua atenção e um interesse que paulatinamente foi se fazendo presente nesse silêncio agressivo e afetuoso. Conhecia também minha outra imagem, posto que tinha me visto dançar no teatro e na televisão.

Para certificar-me da extensão que podia interessar-lhe a dança, comprei-lhe sapatilhas e uma malha azul e pedi a sua mãe que me informasse onde guardava essa roupinha e quantas vezes a tirava. Dias depois tive uma resposta: a guardava debaixo do travesseiro. Isto aumentou minha perseverança, pois sabia já que, apesar de seus gritos diláceradores e sua permanente irritabilidade para comigo, a menina tinha duas facetas: a que eu não chegava a compreender por seus gritos e a afetiva representada pelas sapatilhas e a malha, que guardava tão zelosamente. Sua agressão, que durou 6 meses, foi se dissipando lentamente, até que um dia beijou minha figura que aparecia dançando no aparelho de televisão. Ali vislumbrei que algo profundo já nos unia. Suas respostas foram mais tranquilas à medida que as aulas se sucediam, sua vida fechada ao som começava a encaminhar-se para o movimento. Um dia chegou muito excitada para contar-me algo que eu já sabia: havia nascido uma irmãzinha.

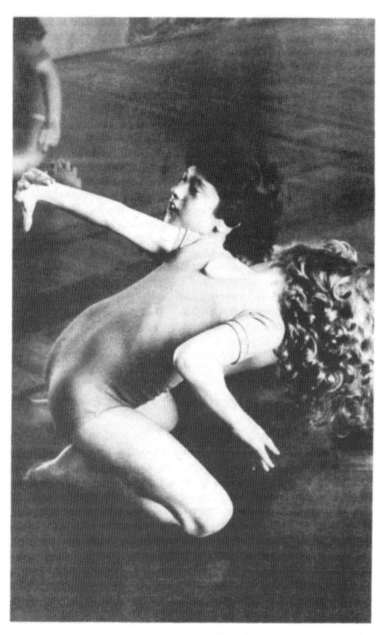

Cresço no silêncio

Por intuição representei a imagem do bebê em meus braços e o movimento de balanceio ou de embalo que eu fazia à sua frente gerava a imagem do que ela queria expressar com sua boca que nunca havia pronunciado uma palavra. Lentamente se aproximou de mim e o milagre se fez: a palavra, junto com o movimento que se expressava em mim, se uniu à sua boca. E "ne-ne" foi a chave, entre o pensamento abstrato e a expressão do corpo, onde nós duas começamos a nos encontrar. Dali nasceu uma série de movimentos que, vinculados sempre com a palavra que nos mobilizava, foram para a menina e para mim pontes para descobertas. Nunca mais utilizei o recurso mimético; em vez disso busquei a compreensão que, através de sua inteligência, se abria com palavras lentamente vocalizadas e unidas ao movimento. Por exemplo, quando eu pensava em água aproximávamo-nos de uma torneira aberta ou meio aberta; desse modo, a fazia notar os ritmos da água que caía: nos molhávamos a face, bebíamos na palma das mãos e a água se fazia logo presença; quando trabalhávamos sobre o espaço em uma palavra emitida não só pela boca mas pelo seu corpo. Daí ao mar; a movimentos envolventes e ondulantes; mar com vento, mar tranqüilo, mar correndo e tudo o que o movimento ondulante e os ritmos que apareciam nos davam a possibilidade de mobilizar, a palavra sempre unida ao movimento. Essa experiência realizada com Letícia levou um ano: uma vez por semana e individualmente até que me dei conta de que era necessário encaminhá-la para um grupo onde eu trabalhava com meninas de sua idade.

Seu encontro com o grupo foi dilacerador. Resultou-lhe doloroso ver-se obrigada a aceitar que eu não lhe pertencia com exclusividade e comprovar que as crianças que vinham às aulas conheciam também o vocabulário que ela acreditava único. Começou uma regressão, encheu as aulas com gritos penetrantes e agudos, deixou de participar e terminou recusando-me com violência. As outras crianças do grupo, todas ouvintes, observavam com surpresa, e certamente com estranheza, a presença de Letícia, seus gritos, seus urros. Então, entre um movimento e outro, expliquei-lhes que esta menina vinha de um país longínquo, onde não se falava nosso idioma e que devíamos ensinar-lhe nossa dança. Assim as aulas seguiram adiante e, durante semanas e semanas, Letícia seguiu sem encontrar a continuidade comigo e com o movimento. Mas chegou o dia em que observou a classe sem gritos e se aproximou lentamente, postou-se à minha frente sorrindo e com a convicção de meu carinho, revelado por minha aceitação de seus gritos, de sua raiva e agora de seu corpo desejoso de mover-se com as outras meninas.

Ela é agora uma mulher bela e alegre que dança no estúdio e que realizou vários espetáculos como bailarina profissional, comigo e com moças ouvintes e não ouvintes.

Desde esta experiência já se passaram muitos anos; nunca mais dei aulas para crianças surdas separadas de um grupo ouvinte. Creio na integração de pessoas não ouvintes e na possibilidade que têm de compreender e captar visualmente as possibilidades que podem desenvolver-se nelas por meio de batidas continuadas, vibrações, percussões e todas as mobilizações que realizamos com clareza no espaço. Com esses movimentos é possível expressar a necessidade tremenda de comunicação que se tem quando esta não pode realizar-se mediante a linguagem.

Quando estou frente a um grupo onde há crianças e adolescentes não ouvintes, torno bem visível a experiência rítmica que existe em meu movimento e utilizo processos muito primitivos: batidas de tempos fortes e fracos dados em meu corpo; depois no chão através de meus pés ou de minhas mãos, batidas suaves continuadas. O importante é reconhecer com a imaginação tudo o que alguém pode fazer de modo sempre original, a possibilidade de que seja o corpo o instrumento que produza o ritmo. Eu sempre danço para eles e nossa comunicação se estabelece em um plano de igualdade porque tudo é feito para estimulá-los a se expressarem sem temor. Se eu permanecesse mais acima ensinando-lhes somente em forma mecânica ou em forma de exposição, jamais se moveriam porque não se ensina a necessidade. A impregnação para os não ouvintes tem que ser intensamente mobilizadora porque não têm o apoio auditivo e o corpo deve sentir-se pleno de energia criadora para impulsioná-lo à necessidade onde possa reconhecer-se. O primeiro impacto com a não ouvinte é fazê-lo interessar-se por projetar e dar-se conta de que seu corpo é um *instrumento de linguagem*.

Trato, a todo momento, de fazer-lhes sentir que expressar-se através do corpo é como falar e que para isso não necessitamos estímulos externos. Para ser mais clara e para que minha idéia se compreenda simplesmente, diria que o trabalho não é mimético mas que, uma vez visualizado o ritmo que vai tomando o grupo na aula (por exemplo, se começo com linhas fortes e fracas, suaves e pesadas), coloco as possibilidades no grupo para que se reproduzam em frases claras e que o não ouvinte visualize com rapidez isso que eles logo vão expressar como ritmo não audível em sua improvisação.

Começamos sobre esta base para logo deixarmos de reconhecer outros ritmos que vão se unindo à imaginação à medida que o corpo adquire essa técnica de reconhecimento, através de si mesmo e em relação com o que se pode dizer. O caminho da dança é a verdade; o corpo não engana quando se expressa.

Sempre busco imagens reais que traduzam o pensamento vivo e que nos conduzam à liberdade criativa. Quando as crianças e os adultos descobrem o desejo de ver sua imagem no espelho, explico-lhes que o espelho está dentro de nós. Buscamos a vertical e nesse busca vamos ao equilíbrio de cada um de nós.

Caso surja a pergunta de que se estas idéias não resultam impossíveis para a compreensão limitada pela falta de audição das meninas não ouvintes de três anos, minha experiência me diz que não; nessa idade, um círculo que desenhamos no espaço e que sopramos para que se transforme em bola e logo desapareça nos acompanha toda a vida. Redonda é a terra e não se desvirtua seu significado se aos três anos a expressamos por meio do desenho elementar de um globo.

Quando o grupo integrado trabalha, ouvintes e não ouvintes, sobre ritmos africanos onde o elemento auditivo está constituído por tambores e cantos, eu falo e reproduzo o tambor no ar; e este pode realizar-se também com qualquer parte de nosso corpo e em qualquer lugar do espaço. São movimentos percussivos que levam toda a classe ao reconhecimento de formas que se traduzem logo em seus próprios movimentos de percussão onde o não ouvinte realiza seu ritmo.

O encontro com as vibrações

Quero contar agora como fui ao encontro de uma vibração.

Para compreender melhor ao surdo e seus problemas, obtive uma Cadeira em um colégio que se especializava na educação do não ouvinte e comecei meu trabalho nele com um grupo heterogêneo de meninas entre os 7 e os 17 anos. Ali minha tarefa foi tão dura quanto apaixonante. Durante as aulas, eu não podia recorrer à música para desenvolver a temática de meu trabalho e orientar os estímulos. Convertia-me eu mesma em surda e buscava as possibilidades para mobilizar os grupos de forma contrastada pois esta é a maneira que considero mais interessante e com a suficiente projeção para fazê-lo.

E pensei na palavra "vibração" depois que, junto com eles, já havíamos ido ao encontro de movimentos lentos, fortes, pesados, leves, percussivos, descendentes, ascendentes, em diagonal, em suspensão...

A palavra "vibração", escrita em uma lousa, não tinha, no princípio, nenhum significado para o grupo. Mas começou a tê-lo quando apertei meus dentes — é necessário ter em conta que este era um grupo de não ouvintes — e produzi o som rrrrrrrrrrrrrrrrrrrrrr. Este — não audível para meus alunos — se produzia na língua e repercutia nos dentes. A partir deles prolonguei-o até minhas pernas e para minhas mãos. Isto nos levou em direção a um ritmo diferente e a palavra "vibração" passou, de imediato, a significar muito. Perguntei-lhes então onde haviam sentido a vibração: quase todas responderam que no plexo e não na língua.

Ao ser mobilizado todo o corpo através dessa vibração iniciada na boca, o grupo encontrou um novo enriquecimento para ritmos não-audíveis. Eles podiam combiná-los com os já conhecidos e obter assim frases que ajudassem o encontro desta nova linguagem.

Quando se percebem movimentos nascidos em ritmos não-audíveis, em especial nesses grupos, eles descarregam a energia vital produzida pelo reconhecimento do corpo mediante movimentos que o expressem. Aumenta então a possibilidade de fazer algo por esse corpo que, permanentemente estático, luta por aprender a linguagem real, sem saber que esta se acha também dentro de seu próprio corpo.

Por meio de uma educação integral, que é uma de minhas máximas aspirações, podemos obter mudanças na aprendizagem diferenciada da criança surda e do hipoacúsico, e colocar como abordagem fundamental dentro de seu desenvolvimento a dança, considerada como outra linguagem de reconhecimento.

As diversas etapas de mobilização criadora permitem à criança, ao adolescente ou adulto não ouvinte, um maior reconhecimento de si mesmo e lhe permitem a segurança e a alegria de exteriorizar movimentos produzidos por ela em relação a seu ritmo interno de forma criativa.

Porém o ponto mais importante é a integração. O grupo não ouvinte vive numa sociedade de ouvintes; quanto mais estiver integrado nela através dessa linguagem mobilizadora que é a dança, menos complexos e frustrações lhe causaremos. Saber que no silêncio onde vive cabe também o grupo ouvinte, e que uns e outros estão unidos na tarefa de transformar suas imagens mediante a busca da mesma linguagem. Isso faz com que o grupo não ouvinte se sinta feliz. Para esse, esta linguagem constitui uma recuperação criadora que ajuda a despertar todo seu ser. Ao integrar-se no grupo de ouvintes, o grupo não ouvinte, mobilizado por estímulos que ele não percebe, impregna-se de uma atitude geral muito positiva. O tema musical não existe, mas sim a compreensão, alimentada pelas imagens e o corpo. Esse corpo desenhará formas que o expressam. A exploração se canaliza criativamente sem que o ouvido tenha participado na expressão. Só o ritmo, o ritmo de seu corpo ou o dos corpos do grupo, com os quais não há diferença, lhes ensinou o caminho de sua própria expressão. Daí que muitas vezes os não-ouvintes, quando improvisam, descobrem sua natureza verdadeira e profunda e conseguem resultados excepcionais ao desenvolver movimentos no espaço. Abrem sua sensibilidade e sua compreensão, e a falta de estímulos auditivos lhes permite valorizar seu corpo ao máximo e achar uma linguagem mobilizadora expressiva à qual se entregam sem reticências. Prova disso é a imensa satisfação de havê-los visto atuar em um plano de igualdade em meus recitais profissionais.

Creio que, por sua plena vigência, é útil relatar a experiência de uma jovem não ouvinte (Mónica, de 22 anos). Ela possuía já os conhecimentos técnicos e expressivos depois de anos de trabalho no estúdio e uma grande capacidade criativa. Perguntei-lhe então se estaria disposta a dar o que tinha a um grupo ouvinte; quer dizer, se queria dar uma aula a um grupo de sua mesma idade, mas ouvinte. Respondeu-me que, se eu lhe tinha fé, ela se sentia com capacidade para substituir-me enquanto eu estivesse viajando; conhecia perfeitamente a forma de diagramar o trabalho de aula até chegar à improvisação, mas nunca havia dado um curso. Deixei-lhe o material: um disco que não podia ouvir, mas que havíamos analisado antes de minha partida. Eram ritmos africanos e, para aumentar sua segurança não auditiva, mostrei-lhe nesse estudo prévio a forma dos diferentes ritmos. E me fui.

Em meu regresso, o grupo participante estava muito contente com o trabalho desta jovem e ela, com os olhos resplandecentes, disse-me: "Pude fazê-lo". Pedi-lhe que escrevesse suas impressões. Transcrevo aqui fragmentos que servem para reconhecê-la e para apreciar a capacidade que, ainda não ouvindo, pôde transmitir a outros através deste mundo da dança, o qual antes se considerava uma união unicamente estabelecida pelo movimento e a música.

"É difícil às vezes expressar com palavras o que fazemos através de nossas manifestações de movimento e formas. Talvez resistamos a escrever o que já dissemos com outra linguagem; quer dizer, custa muito repetir oralmente um sentimento muito profundo que já expressamos com ritmo e forma. Por certo, eu noto que faço menos esforço para ensinar com meu corpo do que ao falar. Algumas vezes o grupo me faz mudar a frase de movimento por acreditar que é difícil. É lógico; ser professora não é coisa fácil, sobretudo para mim. Ou talvez para qualquer um que o tente. Quanto ao se sentir dirigindo a classe, devo confessar que a ausência física de María continua me preocupando; não só sinto saudades, como necessito de sua mão para andar. Há vezes em que tenho medo de equivocar-me e perder o ritmo da música, mas estou segura de que, com o novo audífono que vou comprar, superarei este problema que me preocupa tanto. Isto queria dizer, mas, María, não te ponhas triste, temos que seguir adiante, não importa como, verdade? Não é fácil ocupar teu posto nas aulas, tropeça-se com muitos dissabores. No entanto, penso que os erros cometidos pelas alunas devo tê-los feito também eu: por isso, as correções servem para seguir em frente".

Esta autocrítica de Mónica para consigo mesma deve-se a que vai vendo a si mesma à medida que entrega o que sabe e permite que possa desenvolver sua evolução, como ser humano e como pessoa que aspira melhorar frente à sua própria geração. Mónica escreveu esta carta em 1968. Dois anos depois seguia percorrendo o caminho do encontro consigo mesma dentro da dança e substituindo-me quando viajava, Em 1970 escreveu:

"De minhas primeiras aulas me fica algo de confusão, de emoção, a turbação, enfim, de milhares de coisas que compreenderás. Mas agora — trabalhando com música de Vivaldi, com movimentos de tensão e extensão com os braços que se cruzam de um lado a outro, com minha cabeça para trás ou em suspensão, em círculos, buscando o ar ou com os braços sobre meu peito — sinto um profundo sentido das formas. E muitas formas vêm a mim quando posso expressar-me com movimento. Outro ponto do qual desejo falar é o da dança sem música" (é importante observar que, para Mónica, que vive no silêncio, seu trabalho de integração lhe permite dizer "vou falar da dança sem música"). "Creio que devemos realizá-la de qualquer maneira, escutando o ritmo de dentro. Obedecer qualquer movimento, mas dando tudo de dentro para fora. Quer dizer, pensar, viver e mover-nos com o ritmo de nossa alma. Quer seja melancólico, diabólico, alegre ou feliz e creio que, acima de tudo, é também uma bela forma de liberar-nos de nossos queridos fantasmas. Nem por isso deixo de considerar a importância da música, que deve ser maravilhosa, ainda que eu a perceba muito pouco. Penso que nós, quando dançamos, também somos maravilhosos; nossos argumentos, nossos relatos íntimos, nossa própria vida pode ser expressa em movimentos com música ou sem ela. Não importa como, onde e quando..."

Depois desta experiência, Mónica seguiu adiante com maior entusiasmo a cada dia. A propósito, é interessante contar uma experiência teatral que realizei ao integrar, em um grupo de cinco pessoas, três não ouvintes. Tinham entre 18 e 22 anos. O trabalho desses primeiros encontros sobre o cenário vazio e silencioso, sem espectadores, adquiria para cada uma de nós a força de uma experiência enriquecedora. Fizemos de cada ensaio uma comprovação: não é necessário ouvir para poder expressar-se através do corpo e comunicar-se com os demais. O trabalho me foi difícil e penoso. Não tive de lutar apenas por problemas de segurança, de entradas e saídas, posto que o ouvido das bailarinas não podia ajudar-me. Tive, além disso, que enfrentar a guerra de ciúmes que se desencadeou. Estes foram sobretudo produzidos pela incompreensão de nós, as ouvintes. Em muitos casos, o fato de que eu fizesse ressaltar as qualidades expressivas de uma das moças não ouvintes era um detonador de conseqüências incalculáveis. A busca do equilíbrio para levar adiante a idéia de expressar-nos em um espetáculo integrado onde só poderia ver-se a dança, sem poder discriminar qual de nós era não ouvinte, fez com que, quando se levantou a cortina chegássemos a esse momento exaustas e nervosas. No entanto, a resposta do público confirmou minha intuição e foi um êxito total. Não fiz nenhuma concessão em meu trabalho coreográfico e a carta de Liliana, uma dessas bailarinas surdas, de 22 anos, que me acompanharam no espetáculo, é um testemunho eloqüente.

"Este ano foi de grandes experiências para mim. Sofri muito, perdi totalmente a fé em mim mesma; faltava-me fortalecer minha consciência, a qual utilizava só vagamente isolada pelo hermetismo. Sinceramente, só agora começo a viver tal como sempre sonhei. Os ensaios foram tremendamente duros, mas os necessitava; fazia-me falta dominar meu corpo. Em todo momento, mesmo quando te zangavas, mesmo quando surgiam problemas com as companheiras, sempre existiu um mundo onde compartilhávamos uma vivência que lutávamos por fortificar, para embelezar e para transmitir. Toda segunda-feira, nós, cinco mulheres, sofremos, choramos e rimos; vivemos como se o cenário fosse uma casinha. Senti-a sempre como uma convivência que nunca terminava, uma convivência luminosa. Sempre, ao dançar, aparecem fatores que nós temos de vencer. O medo, os ciúmes, os erros, a falta de vontade, o deixar-se levar pelo enfado, os obstáculos no espaço, nesse espaço que nos rodeia, são dificuldades inexplicáveis mas que nos alteram. Se atrás da cortina ocorrem coisas feias é porque a realidade é assim, mas há também muitas lindas, e ainda as mais duras podem sê-lo. Há de se aceitar tudo, tal como o destino no-lo dê. O último recital foi o de maior emoção; comecei a compreender o que significava a palavra compreensão. Uma arma poderosíssima, um verdadeiro diamante".

Estes testemunhos, que são parte de minha vida, me fazem pensar que há um campo quase por completo inexplorado, que é necessário conhecer e que nenhum profissional investiga a fundo. A tarefa de reabilitar, conhecer e ajudar a um surdo não pode ignorar a valiosíssima experiência que significa o encontro com o corpo e, através deste, com a dança.

Todas estas experiências me levam às seguintes conclusões:

a) A criança surda ou hipoacúsica pode integrar-se naturalmente em um grupo de dança de alunos ouvintes.

b) A criança não ouvinte, seja pequena ou adolescente, pode chegar a captar os ritmos não audíveis e transformá-los em dança.

c) A dança pode converter-se, para a criança surda, em uma linguagem de comunicação que lhe permita sair de seu isolamento.

d) A linguagem da dança dá à criança surda um conhecimento de si mesma que se traduz em segurança, alegria e criação.

e) O movimento, unido à palavra, estimula favoravelmente a criança surda para o caminho de ensaiar uma linguagem de vocalização, pois a idéia do que ambos representam adquire para ela um significado vivo.

f) A posse dessa linguagem de movimento repercute em todas as esferas da vida, tanto familiar como social, da criança surda.

g) Considero que a dança, encarada deste modo, constitui uma autêntica terapia ocupacional cuja técnica deverá aperfeiçoar-se com a participação de psicólogos, foniatras e médicos.

Quero expressar, além disso, meu total convencimento de que todas as buscas realizadas neste sentido deverão basear-se fundamentalmente no amor, único caminho por meio do qual se pode chegar a estabelecer uma ponte de comunicação.

Considero indispensável, por isso, organizar seminários, com docentes especializados no trabalho de reeducação da criança surda e hipoacúsica, com a esperança de que esta abordagem se inclua no futuro dentro dos planos educacionais dos institutos especializados. Isso permitiria que a dança fosse um caminho de alegria e plenitude para aqueles que até pouco tempo sentiam negada essa possibilidade. A dança é um meio de comunicação e de criação.

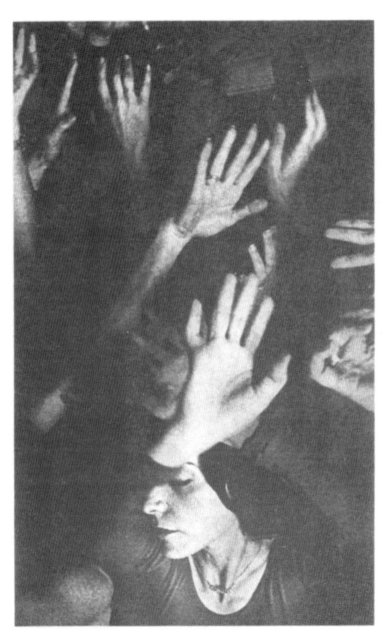

Minhas mãos falam

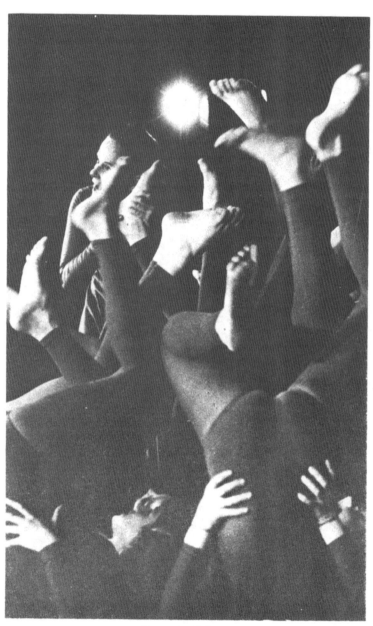
Os pés falam

16. Dançaterapia com Outras Perturbações da Personalidade

O movimento, e a possibilidade de estimulá-lo com a música, a palavra ou o silêncio, revela no espaço a psicologia profunda do indivíduo. Isto se obtém melhorando as possibilidades existentes, desenvolvendo outras e, fundamentalmente, fazendo sentir ao grupo a possibilidade criadora que há dentro de cada um de seus integrantes: deste modo é possível desenvolver não só a parte física mas também a psíquica, estimulando-os a um reencontro que produz descarga e alegria.

Os grupos com que trabalho, tanto de adultos como de crianças, são sempre heterogêneos. Nossa sociedade alienante e o acúmulo de tensões e de repressões e de defesas que experimentamos na vida cotidiana nos fazem reduzir e contrair nosso corpo para enfrentarmos aquela.

Creio que a dança e o movimento, encarado no criativo que todos temos, ajudam a uma profilaxia terapêutica que deveríamos realizar diariamente. É tal nossa necessidade de utilizar o corpo, que mesmo aquelas pessoas totalmente impossibilitadas podem, pelo influxo do movimento dado, mobilizá-lo. Esta afirmação se baseia em uma experiência sumamente importante para minha vida. Há poucos anos tive a oportunidade de conhecer no Hospital Ferrer, por intermédio de uma musicoterapeuta, a vida de um grupo de crianças, jovens e adultos que vivem restritos pela paralisia. Conhecê-los constituiu para mim uma impressão estremecedora: seres de olhos vivos e brilhantes condenados a permanecerem imóveis para sempre dentro de um pulmão de aço. Angustiada perguntei-me se poderia explicar-lhes o que era a dança para mim, ou, melhor ainda, mostrar-lhes. Decidi prepararlhes algo assim como um espetáculo; tive de falar com a psicóloga do grupo para ver que efeitos poderia produzir-lhes. Mas tanto ela como a musicoterapeuta consideravam que essa experiência seria favorável. Também os doentes se mostraram entusiasmados com a idéia. Durante uma semana visitei-os então periodicamente para tratar de compreendê-los, de conhecer sua imobilidade. Essa semana foi uma obsessão; pensava nesses pulmões de aço e nas centenas de olhos que me observariam por meio de um complicado sistema de espelhos — já que, em muitos casos, não podiam sequer mover a cabeça — e tratava de imaginar alguma forma de integrá-los em meu movimento. Por fim chegou o dia e no *hall* branco do hospital tudo parecia ansioso esperando o cumprimento de minha promessa. Levei ali uma María despojada de elementos teatrais; comecei o recital representando estar num camarim onde me preparava para a função. Pintei-me e penteei frente a eles, explicando-lhes em voz alta que, antes de entrar em cena, sempre tenho medo, as mãos transpiram e me ponho nervosa. Ia ao encontro da música aquecendo meu corpo e assim transcorreu esse espetáculo que através dos anos penso como o mais belo de minha vida. Dancei como se fizesse frente ao público mais importante do mundo, esquecendo-me de mim mesma, entregando-me. Recordava algo que eu havia aprendido em Israel: ao terminar um espetáculo as crianças querem dançar comigo. Mas, neste caso, me perguntava, como integrá-los? Quem sabe sua única ponte com o mundo estava constituída por suas vozes. Então, ao terminar, lhes pedi que cantassem para mim. E cantaram, eufóricos, todas as canções que se recordavam e eu as dancei até que meu corpo, saturado de movimento, protestou. Caí no chão sentindo-me feliz, pois, de alguma maneira, eles haviam bailado comigo. Me fui sem aplausos, com a gratificação de suas canções e de seus olhares úmidos, resignados, quando lhes deixei um caramelo na boca antes de ir-me. Um deles me pediu que voltasse, mas eu me sentia desfeita. A emoção, a ternura, o medo, a alegria se mesclavam em mim. Essa foi uma noite reveladora; com o passar das horas, sonhei que estava imóvel em um pulmão de aço sem sequer poder abrir os olhos. Tive a certeza de que eu havia assumido o corpo desses enfermos sem futuro. O despertar foi maravilhoso, estiquei os braços, sacudi as pernas, saltei várias vezes. Meu corpo se movia! Quando contei isto à psicóloga do hospital, ela me revelou por sua vez que meus espectadores haviam sonhado, sem exceção, que seus membros se moviam, que seus corpos se mobilizavam. Esta experiência coloca uma pergunta: até que ponto o movimento consegue a comunicação e é capaz de transcender mesmo as barreiras dos casos limites? Talvez uma única vez em minha vida percebi a verdadeira dimensão do ódio ao próprio corpo. Foi com uma menina de 9 anos, irmã de uma aluna de meu estúdio, belíssima. Durante um ano veio acompanhada pela mãe, e olhava com uma expressão triste e apagada. Tinha o rosto e grande parte do corpo queimados: uma queda sobre o fogão lhe havia deixado um estigma de cicatrizes vermelhas, marcas, enormes manchas que lhe ziguezagueavam pela pele. Triste, ressentida, com a expressão mais amarga que jamais vi em uma criança, ela olhava sua irmã dançar, integrada num grupo de meninas belas, sadias, despreocupadas. Não podendo mais suportar seu olhar, um dia pedi à sua mãe que lhe permitisse integrar-se também na classe; foi difícil convencê-la pois sustentava que a menina se odiava. Mas finalmente aceitou. Dei-lhe então uma malha de dança inteiriça. Pernas e braços ficavam dessa maneira escondidos, e só seu pescoço e seu rosto ficavam visíveis. Minha surpresa foi grande quando, na aula seguinte, a menina não só se integrou com facilidade como também havendo assimilado com desesperança todo um ano de aulas de sua irmã, entregou-se à dança com plenitude. Começou um processo de mudanças vertiginosas; esqueceu sua expressão amarga, esqueceu suas cicratizes e aprendeu a aceitar-se e a amar-se. Seus braços abertos no espaço pareciam dispostos a fazê-la voar para longe, seu corpo dançava frente ao espelho esquecendo os complexos. Seu sorriso amplo, aberto, franco, me fez recordar muitas vezes a beleza taciturna, melancólica, mas total da Gioconda. Quando saio em excursões trato tempre de dar, além dos meus espetáculos, cursos ou conferências que expliquem a importância da dança no campo terapêutico. Foi dessa maneira que, há muitos anos, em San Luis, ao terminar uma exposição, uma senhora se aproximou rogando-me que fizesse algo por sua filha. A menina tinha 11 anos e era autista; vivia em Buenos Aires, internada em um colégio especial para "crianças com problemas". Ali, os doentes mentais e os mongolóides estavam junto a outras crianças com problemas diferentes. Esta jovenzinha estava encerrada neste colégio há muitos anos, isolada de sua família, descartada por nossa sociedade, marginalizada como todos esses supostos "internos em vias de recuperação". Consegui que me fosse enviada ao estúdio uma vez por semana, acompanhada por uma vigilante. Era bonita, fisicamente bem desenvolvida, com um ar esquivo e ausente no olhar. Eu sabia pouco sobre os autistas mas a tarefa me parecia atraente e me sentia verdadeiramente entusiasmada. Comecei tentando repetir o início de minha relação com Letícia, minha primeira aluna surda. Mas tudo foi inútil: ela nem sequer me olhava. Aprendi, aula após aula, o que é a impossibilidade de comunicar-se com o outro. Começou a passar sua língua por toda a parede; às vezes na parte alta, às vezes quase no chão; Ana chupava paredes e portas. Tentei seduzi-la com gase de cores, bolas, elementos de percussão, mas sem êxito. Meu assombro crescia, minha ansiedade também; pensava na cegueira interior de que Ana padecia. Depois de algum tempo de tentativas reiteradas e inúteis para obter que me olhasse, cheguei a não esquecer da dança: aquele era meu objetivo supremo. Transcorreram-se assim dois meses até que um dia percebi que ela reconhecia o espaço. Pegava também um carretel do gravador vazio e, segurando-o entre os dentes, o fazia vibrar. Um dia em que eu me havia coberto de colares para ver se conseguia atrair sua atenção, a comunicação pareceu quase possível. Sentada no meu colo ela tocava repetidamente as contas de cores enquanto eu a embalava e lhe repetia um "ahahahahahah". Eu acreditava estar a ponto de alcançar meu objetivo. Por um momento ela me olhou — foi apenas um instante —, mas soube que buscava voltar ao ventre de sua mãe. Nesse momento, senti-me verdadeiramente otimista, mas uma semana depois tive a revelação de meu fracasso. Esta vez a vigilante decidiu deixá-la comigo e ir-se. Era a primeira ocasião que ficava a sós comigo e tive de evitar que subisse pelos balcões e se arrastasse debaixo das camas. Fechei tudo, dei-lhe o carretel do gravador e os colares. Estava inquieta e rapidamente abandonou tudo; em seguida, com seus gritos estridentes me pediu que a levasse ao banheiro, onde se desnudou e se meteu na banheira. Ante meu estupor começou, com sua expressão ausente, a masturbar-se, enquanto que das torneiras caíam — em pleno inverno — umas gotas geladas. Tentei tudo para arrancá-la, sem êxito. Como sempre, me ignorava. Pela primeira vez me senti impotente para lidar com essa criatura de 11 anos, incapaz de compreender-me ou de ser compreendida e que, encolhida na banheira inóspita, buscava sua satisfação. Ofereci-lhe uma maçã enquanto ela persistia em brincar com as torneiras abertas, quase como um bebê. No entanto, a maçã pôde mais do que á agua: ao final saiu e devorou a fruta enquanto eu, assustada, terminava de vesti-la.

Quando vieram buscá-la, a devolvi a esse lugar no qual seguramente hoje segue encerrada, só, esquecida de todos. Mas nesse dia tomei uma resolução: a lição havia sido dura e infrutífera para mim. Desde esse momento soube a ciência certa de que não se pode, nem se deve, trabalhar sozinha em casos de tanta gravidade como este; é imprescindível ter uma equipe de controle que respalde cientificamente o trabalho. O contrário é o que se passou comigo: uma luta estéril contra elementos que alguém não domina e que vão minando a própria segurança. Se naquele momento em que obtive o olhar da criatura autista com o jogo dos colares tivesse estado apoiada por profissionais, então o resultado talvez tivesse sido outro...

17. A Psicodinâmica Grupal na Dançaterapia

As classes são formadas de modo heterogêneo. São grupos em que divido por idade as crianças e os adolescentes, e por interesse de busca, os adultos. Nestes grupos tenho gente adulta esquizóide, oligofrênica, meninas com epilepsia e, em algumas idades, problemas de incontinência ou baixo nível de inteligência. Essa gente não fica isolada mas se integra nos grupos que poderíamos chamar de normais. Com efeito, o processo dessa convivência com a maioria de pessoas sadias encontra no movimento uma valiosa ajuda para os casos de crise. Por exemplo, uma menina epiléptica, irmã de uma aluna, foi desenvolvendo por meio da observação de fora da aula o mesmo encontro com o movimento de sua irmã que participava das aulas. Este convencimento me levou a pedir à sua mãe que a deixasse participar, apesar de seus presságios de desmaios ou crises. Isto nunca aconteceu e a menina não somente adquiriu domínio de seu corpo através de sua própria expressão como sanou a incontinência de que padecia. Muitas vezes sua mãe, depois destas comprovações, se perguntava por que não se havia decidido antes.

O medo que os pais têm — e que todos temos — frente a um problema de crise está reproduzido em nossos próprios medos. Nunca, creio, se descartar que a pessoa que padece de algum dos problemas já mencionados possa captar, ainda que parcialmente, as possibilidades pelas quais o corpo e seu ego possam comunicar-se. Necessitar-se-á mais ou menos tempo, porém ao final posso ver, nessas classes heterogêneas, mudanças que são terapêuticas, e não só em relação com o corpo mas também toda sua vida, seus estudos, seu trabalho, sua família. A resposta ou o mecanismo para esta busca, que denominamos dançaterapia, consiste na aceitação frente ao grupo do que individualmente cada um de nós tem como fatores regressivos. Acrescentam-se assim as possibilidades de ir ao encontro dessa parte sadia subjacente que há dentro de qualquer ser, mesmo nos casos-limite.

Todas estas experiências se traduziram no fato de que, em uma de minhas últimas viagens a Londres, fui convidada por um médico argentino ali residente, para comparecer à *Arooth Association*. Esta constitui-se numa assim denominada "comunidade em crise", que trabalha especificamente com doentes mentais; um lugar onde os médicos e os enfermos vivem em uma continuidade sem consultórios; ali não há portas fechadas, nem drogas, nem eletrochoques. Vi então a oportunidade de aplicar a experiência vivida em meu país para mobilizar um grupo enfermo, não em um estúdio mas num lugar como o que encontrei: era uma casa inóspita. Ali levei meus diapositivos e em seguida comprovei que ninguém me esperava. Uma desordem total reinava na única sala grande que servia de *living* e refeitório. Havia sapatos jogados, um colchão, no piso, roupas e abrigos por todos os lados, e uma mesa grande de madeira escura que ocupava quase toda a peça; ao seu redor as pessoas falavam entre si enquanto comiam alcachofras e batatas fervidas com casca, que se misturavam com as panelas disseminadas pelo chão.

Observei tudo, em especial a esse grupo de 20 pessoas onde enfermos e médicos resultavam irreconhecíveis. Por fim, aproximou-se de mim um homem de idade mediana, com uma expressão de esgotamento. Apresentou-se como um grande poeta francês, disse-me saber que eu era dançarina e, por isso, queria oferecer-me seus livros de poesia que falavam de dança. Olhava-me ansiosamente, com seus olhos grandes, sem fundo, e eu me encolhia entre assustada e incrédula. Mais tarde, quando voltou com dois livros com sua foto na contracapa, onde estava quase irreconhecível, convertido na sombra daquele que era agora, descobri que todas as suas afirmações eram corretas. Era, efetivamente, um poeta francês bastante conhecido e respeitado; seu problema era a adição às drogas e costumava recorrer à comunidade quando se sentia em crise.

De que maneira podia ajudar em algo, a essas pessoas, uma dançarina argentina? Que possibilidades reais teria meu trabalho de movimento em relação com o doente mental?

Esperei ainda uma hora antes de começar uma pequena palestra sobre minha experiência em dançaterapia. Iluminei

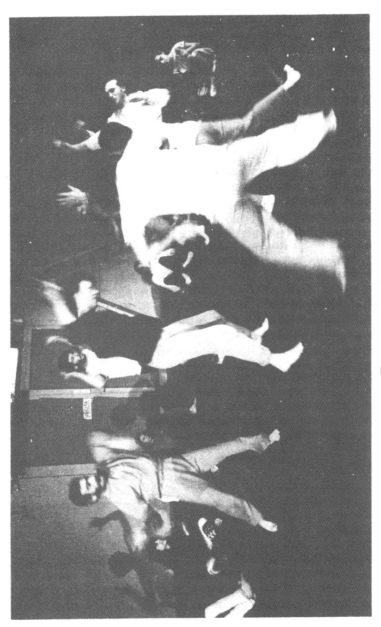

Dançaterapeutas

depois uma parede com o projetor e comecei a pôr um pouco de ordem nessa habitação suja. Varri, arrumei as roupas e deixei um mínimo de espaço para mover-me.

Pedi a meu amigo, o médico argentino, que traduzisse minhas palavras, apesar de que as pessoas, sentadas no chão, pareciam abstraídas, ensimesmadas. Por meio dos diapositivos, comecei mostrando essas queridas crianças de minhas experiências psicoterapêuticas; meu entusiasmo e minha emoção foram aproximando as pessoas, que se colocaram em silêncio ao meu redor. Foi uma palestra de uma hora. Pelo silêncio que faziam soube de sua atenção. Ao terminar, me sentia tão carregada pelo clima que ali se respirava e pela longa e nervosa espera que havia suportado que necessitei oferecer-lhes minha dança. Decidiram ficar para ver-me, apesar de que já havia passado da hora de se deitarem, e dancei sobre um tema musical de ritmos silábicos muito primitivos num espaço muito pequeno. No entanto, minha força e minha necessidade de descarga eram tais que lhes pedi que também dançassem e, movendo-se com naturalidade, começaram a fazê-lo. Quando tudo terminou, permanecemos nos olhando, reconhecendo-nos com uma afetividade profunda. Aproximaram-se para tocar-me — há que se conhecer os ingleses para saber o que isto significa — e para pedir-me que ficasse e repetisse a experiência. O doutor Kohon, o argentino que havia me convidado, era o que se sentia mais feliz. "Conseguiste", disse-me. Desde esse ano recebo, invariavelmente, todos os invernos, novos convites para aulas, espetáculos e seminários que quase sempre aceito porque constituem para mim experiência excepcionalmente enriquecedora.

Se pude individualmente obter sucesso numa experiência desse tipo, o que não se poderia fazer se um grupo de psiquiatras, psicólogos e psicoterapeutas conhecessem a possibilidade da linguagem não-verbal do corpo quando se expressa com vivências profundas? Neste plano, creio que é muito o que se poderia fazer pelo doente mental, e em seu caso sinto que chegou a hora de contribuir com o aprendido nestes trabalhos para que este plano ambicioso se concretize. É imprescindível trabalhar-se em equipe, nestes casos. Oxalá meus anos de investigações solitárias despertem o interesse de outras pessoas capazes de fazer a maravilhosa descoberta de que o corpo não sabe mentir quando se move.

Em Lisboa tive uma experiência incomum. Em 1974 dei alguns cursos organizados pela Fundação Gulbenkian, sobre a importância da dança na educação, e tiveram tal interesse, que se inscreveram 400 pessoas.

Eram terapeutas, professores de crianças deficientes, músicos, professores de educação física e musical e algumas religiosas que se apresentaram com seus longos hábitos negros. Todo esse grupo, reunido em diferentes classes, deu lugar a um encontro especialmente importante. Uns e outros, leigos ou religiosas iam em busca de uma nova experiência com o corpo, que deviam viver em forma prática. Pude ver com alegria de que maneira as religiosas enfrentavam o encontro com seu corpo e como seus rostos se transformavam ao adquirir novas sensações, possibilitando, apesar das vestimentas inadequadas, sua expressão. Eram monjas estranhas a esse grupo tão heterogêneo e misto, no qual, entretanto, tanto homens como mulheres se davam inteiramente, desenvolvendo esta experiência. Quando em uma aula o encontro com os próprios limites através de um desenvolvimento espacial, vi médicos e professores, religiosas e pais de família, de pronto sem inibições, movendo-se como se houvessem iniciado em um rito que os levava a encontrar-se consigo mesmos.

Isto ratifica minha concepção de sempre: é necessário voltar a esse encontro mobilizador e só através de uma nova e diferente educação podemos encontrá-lo.

Esta experiência é distinta da de Londres, mas ambas estão intimamente relacionadas. Confirmam a sede que o homem tem de buscar e despertar as necessidades adormecidas de seu corpo.

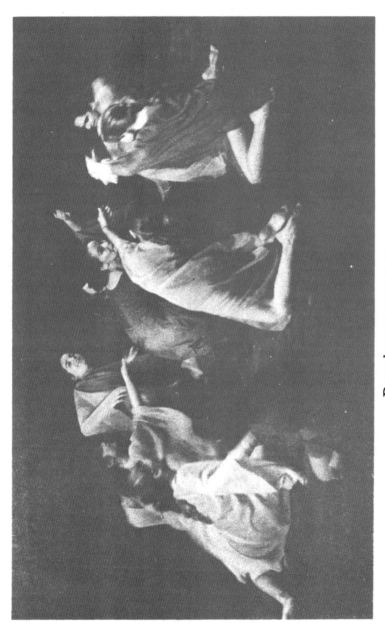

Desenhemos com o ar

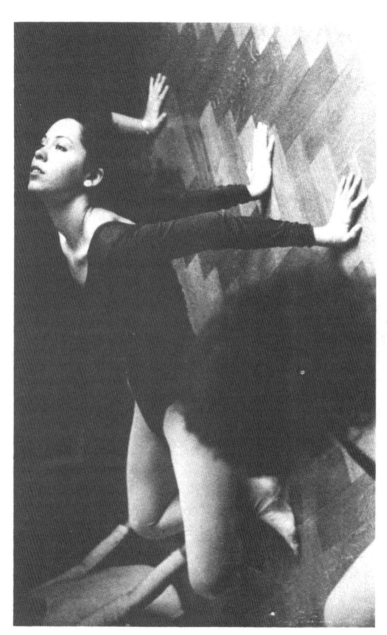

O tempo passa e danço

V
DANÇA E EXPERIÊNCIA DE VIDA

(Final Autobiográfico)

18. Como Nasce um Espetáculo

Queria explicar de que maneira fui descobrindo o criativo na dança e dentro do perímetro do cenário formas móveis e estímulos que me ajudam diariamente a dar aulas que são sempre criações.

Cada recital impulsionou em mim a realização de idéias e o emprego do espaço de maneira diferente.

Estas mudanças se manifestam não só através de movimentos novos mas de maneira integral: na roupa que devia usar, na cor dos *spots* que se acenderiam na projeção dos audiovisuais que foram, ao longo de 30 anos, argumentando-se nessas pequenas histórias que constituem minhas vivências.

No começo de minha carreira eram danças isoladas, que não tinham vinculação entre si; era a música que se impunha com sua força através da minha própria expressão. As primeiras experiências de espetáculos realizados com músicas contrastadas me fizeram absorver a música, concretizando-a em danças sem linha argumental; quer dizer, eu dançava a música mas meu interesse era sempre buscar o silêncio. Com efeito, me considerava pouco criativa se me limitava a utilizar o que já estava feito por outros autores.

Isto durou até que voltei da União Soviética. Entretanto, já ao ir-me, levava em minhas coreografias pequenos resumos de idéias. Por exemplo, a projeção do folclore argentino utilizando unicamente a música e os ritmos que não são especificamente danças folclóricas: cavalhadas, vilancicos, melodias. Ao mesmo tempo utilizava danças sobre temas judeus nas quais eu seguia o rastro de minha origem, e aprendi assim a diferença musical motivada pelas músicas asquenaze ou

131

as de Israel. Também fazia pequenas anotações sobre música contemporânea intitulados "Com o tempo, o espaço e o silêncio". Eram músicas de Edgard Varese ou Estockhausen e me davam outras possibilidades dentro de mim para utilizar de maneira diferente meu corpo e o cenário.

Ao regressar daquela excursão, segui buscando linhas argumentais que me ajudassem a desenvolver uma idéia desde o começo até o final. Isso se foi cumprindo por uma necessidade na qual as palavras de Martha Graham me ajudavam inteiramente. Sempre me haviam censurado — ainda hoje recebo as mesmas críticas — que meu trabalho era espontâneo, sem coreografia fixa. Quer dizer, em uma temporada eu posso repetir a mesma dança, mas não mecanicamente. Sinto a necessidade de criar no momento, mesmo quando a coreografia já esteja feita. Creio que isto — que tem me acontecido sempre — foi uma forma de manter, enquanto danço, minhas antenas criativas totalmente livres para que, ainda sabendo o sentido que pode ter o espetáculo, eu crie constantemente.

Talvez esta seja minha filosofia de vida, ou uma forma de orientar minha dança. Creio que, ainda que se repitam os mesmos gestos, os mesmos movimentos, nunca nada é igual; senão que cada instante marca nossa morte para reiniciar essa criação única que é cada segundo em que a dança é dança. Aqui pode surgir a pergunta: "Mas, então, não é possível criar grupos ou fazer escola?" Esta tem sido minha angústia durante anos de dúvidas. Temi que fosse assim mas já fiz a experiência com grupos de teatro-dança formados por gente muito diversa; no entanto, isto é recente e agora prefiro voltar atrás.

As palavras de Martha seguiam vivas em mim. Cada espetáculo, apesar das críticas — que tantas vezes me ajudaram realmente —, me fazia compreender que eu criava formas diferentes daquelas utilizadas pelos grupos de dança contemporânea. Tenho afirmado sempre que não sou uma bailarina tradicional, nem numa técnica nem noutra, mas que sou uma artista que dança sua vida.

A esta altura da minha vida, já não me importo quando dizem que danço mais com o rosto e os braços do que com as pernas. Talvez seja certo. Entretanto, o mais importante é que, apesar de todos os meus limites, posso ainda hoje comunicar-me com as pessoas. Isto não quer dizer que não valorize e não realize diariamente um trabalho intensíssimo de cada articulação e de cada movimento, exercícios cuja finalidade é a de liberar meu corpo para expressar-se e para que eu possa compreender os corpos das pessoas às quais quero dar minhas vivências no cenário e também nas aulas.

À medida que passavam os anos fui necessitando linhas argumentais e estas foram surgindo de minhas buscas. Quando finalizei esse período, montei um espetáculo que chamei "Retrospectiva sem tempo". E, assim como o pintor — em seu estúdio ou em uma exposição — pode colocar seus quadros de épocas distintas e compará-los, de igual modo eu, de repente, pude fechar uma etapa para entrar em outra pondo em um espetáculo minha própria retrospectiva. Uma maneira de olhar-me. Logo surgiu a poesia como uma força viva. Não só como palavras e sim como imagem cotidiana, onde o poeta e eu, do mesmo modo que acontecia com a música, podíamos utilizar uma só linguagem, que era nesse caso meu corpo.

Frederico Garcia Lorca foi um de meus preferidos. Li-o, reli-o e escolhi um grupo de poemas que partiam dos "acalantos" e chegavam até aquela poesia de "as cinco em ponto da tarde". E assim, dançando durante uma hora o ritmo de versos como "mamãe, eu quero ser de prata" ou "morto ficou na rua", fiz um relato em um todo argumental. Intitulei-o "Homenagem a Garcia Lorca", e apresentei-o no Teatro Colón, em praças, no Jardim Botânico, e até nas minas de Zapla. Conheci assim a resposta que um poeta e uma bailarina recebem quando estão unidos em uma mesma mensagem verdadeira, que pode ser compreendida por todos.

Meu repertório aumentava junto com minha incessante busca. Uma vez que compreendi e comprovei que a poesia podia ser dançada como uma música, busquei um poeta que tivesse uma linguagem rítmica e encontrei Guillén. E então comecei a alentar o desejo de dançar o que via da minha janela.

"Estou no centro da cidade", pensava, "da minha janela vejo uma casa velha, amarelada, carregada de histórias; espera a picareta para que, uma vez desfeita, comece a crescer em seu lugar um edifício impessoal e confortável: o som dos ônibus na rua, as buzinas, as vozes dissonantes, o frio dos vidros e eu mesma grudada nesses cristais em que tantas vezes tenho me olhado... Por que não posso dançar o que sou? Por que não tudo isto? Por que não dançar Buenos Aires a partir da minha janela?", voltava a perguntar-me.

Queria fazê-lo sem chegar ao folclorismo, tocando a essência cotidiana: os repiques da rua, as presenças queridas, os sons tépidos e cúmplices, embutidos em nossas palavras. Tinha uma vontade enorme de dançar tudo isto, mas as perguntas voltavam. Como? Como? Como?

Busquei poesias de Raúl Aguirre, Alberto Vanasco, Mario Trejo, Raúl González Tuñón, Francisco Urondo... Sentiam coisas similares às minhas. Foram oito poetas diferentes, porém vinculados de uma maneira invisível, os quais fizeram com suas palavras brotar em mim "Buenos Aires, eu te danço" e "Ela, hoje, aqui". Todas estas coisas unidas imediatamente a Piazzola deram à luz esse recital que levei a lugares muito distantes de minha pátria e que me situaram como uma bailarina ou, simplesmente, uma mulher que dança a sua cidade.

Então chegou o momento de ir para outra coisa. O momento em que aquela angústia de não saber se realmente seria capaz de ter grupos que seguissem minhas idéias e que, junto a mim, pudessem comunicar-se com as pessoas, se me colocou com tanta urgência que comecei uma experiência crucial.

Comecei a buscar técnicas de controle que, no entanto, não perturbaram a espontaneidade de criação de cada um de meus intérpretes.

Em 1960 formei meu primeiro grupo com gente de meu estúdio e do Seminário de Danças da Universidade. Durou dois anos e o constituíam seis moças, junto às quais aprendi muito sobre o manejo coreográfico de um grupo. Foi mais um degrau que não pude superar porque é impossível ter um grupo semiprofissional sem possibilidades econômicas para financiá-lo. Depois dessa experiência, me senti segura e adentrei no caminho de busca em que ainda hoje estou.

Meu trabalho no nível de busca individual foi sempre profundo, e cada vez que as circunstâncias me permitiam, formava pequenos grupos. Em alguns espetáculos integrava gente surda e em 1973 tive uma linda experiência com um grupo de oito pessoas, entre sete e quarenta e cinco anos, no qual cada uma dava seu próprio silêncio e sua comunicação.

Não obstante seguia — e sigo — insatisfeita. América, esta América da qual me sinto parte, me interessava particularmente. Não só no nível folclórico mas além disso na conjunção disso que somos: um belo país de imigrantes que construíram esta terra com suas injustiças, com suas alegrias, com suas enormes possibilidades e desgraças.

Chegou assim às minhas mãos a *Cantata Santa Maria de Iquique*. Quando a escutei, soube que era o que estava buscando. Já existia a idéia, necessitava agora das pessoas. O tema era a injustiça do homem frente ao homem, eterna e permanente no mundo de hoje. Necessitava dos homens, não bailarinos treinados, mas gente jovem que compreendesse o problema e que quisesse fazer comigo a experiência do movimento. Por certo encontrei-os.

A busca transcorreu em estúdios de teatro. Fui selecionando lentamente e ficaram sete rapazes que arredondavam o grupo de sete moças que eu havia escolhido em meu estúdio.

Lemos o texto, palavra por palavra. Eu me dividia em 14 pessoas que formariam a *Cantata*. Foi uma experiência dura; os rapazes desconheciam seu corpo de forma sensível. Durante quatro meses trabalhamos todo dia e os corpos deles e seus rostos foram modificando-se e unindo-se às palavras da *Cantata*.

Depois de muitos ensaios, aprendendo eles e aprendendo eu, chegou o dia da estréia. Curiosa coincidência, essa mesma tarde o povo chileno chorava a destituição do presidente Allende. Nosso modesto recital foi comovedor, pois que repetíamos anos depois aquela injusta matança do fim do século, as analogias eram evidentes. O grupo estava muito sensibilizado, diapositivos de *Guernica* de Picasso se projetavam sobre nós enquanto dançávamos. Ali soube de que maneira o individual que há em mim poderia transformar-se em uma força maravilhosa de projeção, com a possibilidade de criar grupos que pudessem ampliar minhas idéias e englobar com uma força mais completa as possibilidades que individualmente não podia ter.

Aquelas noites da *Cantata* fortificaram em mim a idéia e o desejo de ir terminando meu ciclo individual para entrar nesta outra etapa em que já estou iniciada.

19. Despedida para Começar

Eu creio que nada termina. Tudo é um começo. Neste inverno de 1974 passaram-se coisas importantes para mim, escrevi estas páginas, resultado de 30 longos anos dedicados à dança, e me despedi do espetáculo como bailarina solista.

Sinto que devo fechar este círculo sobre o qual tenho vivido — dançado todos estes anos; agora necessito projetar-me de outra maneira.

Quero formar grupos. Sinto-me forte. Vi meu corpo modificar-se, melhorar suas possibilidades. Danço melhor que há 20 anos; dói-me despedir-me da María Fux que tanto amou, viveu e riu no cenário com sua solidão de solista...

Meu último espetáculo, "Despedida para começar", que apresentei no Teatro San Martín de Buenos Aires, me exigiu um desnudamento e uma veracidade totais. Fui contar minha vida dançando e vi como a mesma se desenvolvia no espaço.

Cheguei muitas vezes a ensaiar no teatro carregada de tensões e nervos, sofrendo de antemão a despedida; no entanto, quando se produziu a estréia, foi suficiente fechar-me no camarim, rodeada desse silêncio que se estabelece duas ou três horas antes do recital, sentir o perfume do teatro vazio, para que voltasse a ter a paz para ir de encontro a mim mesma no cenário. E era logo ali onde uma potência nova me invadia, uma inteligência serena e forte que me dava uma nova liberdade para expressar-me. E dancei utilizando todos os papéis possíveis de atriz e bailarina. E um público silencioso que noite após noite me via com sua atitude de não sair da platéia, esperando mais depois de haver dado tudo o que tinha, com seu aplauso compacto me enchia na noite de regresso à casa com o som da comunicação.

Mas, se tive de fechar o círculo da última noite de meus recitais, essa noite foi terrivelmente dura. Não podia ir-me do palco e o público, de pé, me pedia mais e mais.

Tudo se deve cumprir. Meu caminho começa agora. Aquela noite foi o começo. Tenho tanto para fazer. Formar gente que por sua vez espalhe a dança na América e na Europa. Realizar grupos de dança-teatro, a investigação junto com profissionais neste longo caminho da dançaterapia, compreender mais e mais esta linguagem não-verbal; crescer junto às pessoas que vêm a meu estúdio, compartindo ensinamentos.

Aprender cada dia algo mais para poder aproximar-me das pessoas e dar até o infinito, buscando isto que está dentro de mim e já não me pertence. É de vocês.

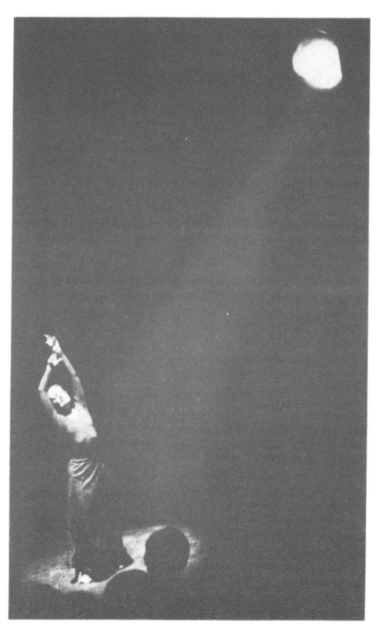

Despedida para começar

NOVAS BUSCAS EM EDUCAÇÃO
VOLUMES PUBLICADOS

1. *Linguagem Total* — Francisco Gutiérrez.
2. *O Jogo Dramático Infantil* — Peter Slade.
3. *Problemas da Literatura Infantil* — Cecília Meireles.
4. *Diário de um Educastrador* — Jules Celma.
5. *Comunicação Não-Verbal* — Flora Davis.
6. *Mentiras que Parecem Verdades* — Umberto Eco e Marisa Bonazzi.
7. *O Imaginário no Poder* — Jacqueline Held.
8. *Piaget para Principiantes* — Lauro de Oliveira Lima.
9. *Quando Eu Voltar a Ser Criança* — Janusz Korczak.
10. *O Sadismo de Nossa Infância* — Org. Fanny Abramovich.
11. *Gramática da Fantasia* — Gianni Rodari.
12. *Educação Artística* — luxo ou necessidade — Louis Porches.
13. *O Estranho Mundo que se Mostra às Crianças* — Fanny Abramovich.
14. *Os Teledependentes* — M. Alfonso Erausquin, Luiz Matilla e Miguel Vásquez.
15. *Dança, Experiência de Vida* — Maria Fux.
16. *O Mito da Infância Feliz* — Org. Fanny Abramovich.
17. *Reflexões: A Criança — O Brinquedo — A Educação* — Walter Benjamim.
18. *A Construção do Homem Segundo Piaget* — Uma teoria da Educação — Lauro de Oliveira Lima.
19. *A Música e a Criança* — Walter Howard.
20. *Gestaltpedagogia* — Olaf-Axel Burow e Karlheinz Scherpp.
21. *A Deseducação Sexual* — Marcello Bernardi.
22. *Quem Educa Quem?* — Fanny Abramovich.
23. *A Afetividade do Educador* — Max Marchand.
24. *Ritos de Passagem de nossa Infância e Adolescência* — Org. Fanny Abramovich.

25. *A Redenção do Robô* — Herbert R'ad.
26. *O Professor que não Ensina* — Guido de Almeida.
27. *Educação de Adultos em Cuba* — Raúl Ferrer Pérez.
28. *O Direito da Criança ao Respeito* — Dalmo de Abreu Dallari e Janusz Korczak.
29. *O Jogo e a Criança* — Jean Chateau.
30. *Expressão Corporal na Pré-Escola* — Patricia Stokoe e Ruth Harf.
31. *Estudos de Psicopedagogia Musical* — Violeta Hemsy de Gainza.
32. *O Desenvolvimento do Raciocínio na Era da Eletrônica* — Os Efeitos da TV, Computadores e "Videogames" — Patrícia Marks Greenfield.
33. *A Educação pela Dança* — Paulina Ossona.
34. *Educação como Práxis Política* — Francisco Gutiérrez.
35. *A Violência na Escola* — Claire Colombier e outros.
36. *Linguagem do Silêncio* — Expressão Corporal — Claude Pujade-Renand.
37. *O Professor não Duvida! Duvida!* — Fanny Abramovich.
38. *Confinamento Cultural, Infância e Leitura* — Edmir Perrotti.
39. *A Filosofia Vai à Escola* — Matthew Lipman.
40. *De Corpo e Alma* — o discurso da motricidade — João Batista Freire.
41. *A Causa dos Alunos* — Marguerite Gentzbittel.
42. *Confrontos na Sala de Aula* — uma leitura institucional da relação professor-aluno — Julio Groppa Aquino.

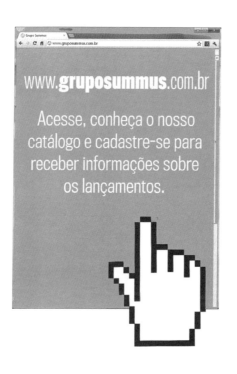

www.gruposummus.com.br

IMPRESSO NA GRÁFICA
sumago gráfica editorial ltda **sumago**
rua itauna, 789   vila maria
02111-031   são paulo   sp
tel e fax 11 **2955 5636**
sumago@sumago.com.br